KB262029

세상에서 가장 쉽게 하는
맨손 건강법

세상에서 가장 쉽게 하는
맨손 건강법

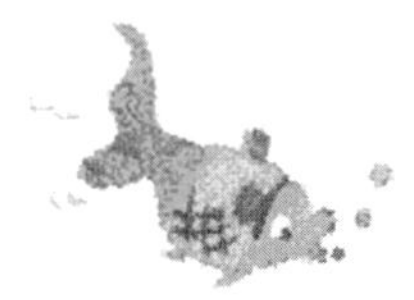

세상에서 가장 쉽게 하는

맨손 건강법

이쿠시마 히로시 지음 | 유수경 옮김

아카데미북

머리말

"언제나 피부에 윤기가 흐르는 것 같아요."

"매일 아침 5시부터 라디오 프로그램을 생방송으로 진행하고 있어서 매우 피곤할 텐데 항상 발랄하고 명랑해 보여요."

최근 들어 특히 더 이런 찬사(?)를 여러 번 들었다.

나는 다른 사람들이 그 비결을 물어 보면 대답하기가 매우 곤란하다. 사람들은 예쁜 여배우에게 아름다움의 비결을 물어 보아 '특별한 비결은 없어요' 라는 대답을 들으면 그 말을 거의 믿지 않는 경향이 있다.

하지만 나도 마찬가지로 어떤 특별한 비결은 없다. 스포츠 센터에 정기적으로 다니기는 해도 규칙적인 생활을 하지 못하기 때문에 그것도 쉽지 않다. 그전에는 오히려 일년 내내 잠이나 운동이 부족하다는 생각만 줄곧 하고 있었다.

그러나 확실히 최근 몇 년 간 몸의 상태가 좋아진 것 같다는 생각은 든다. 그 대답은 바로 이 한 권의 책 속에 모두 들어 있다.

나는 업무의 특성상 의사나 의료 관계자들을 취재차 만날 기회가 많이 있다. 그런 자리를 통해 자연스럽게 최근 의학계의 정보를 많이 접할 수 있었고, 횟수가 거듭됨에 따라 나 혼자만 알고 있기에는 너무 아깝다는 생각이 들어 보다 많은 사람들과 함께 공유하고 싶다는 생각을 갖게 되었다.

우리가 살아 있는 동안 의식하지 않고 하는 호흡이나 잠자는 방법, 그리고 목욕할 때의 자세를 아주 조금만 바꾸는 것으로도 얼마든지 건강한 생활을 누릴 수 있다. 그리고 이 작은 실천의 실행 여부에 따라서 행복한 생활과 불행한 생활로 나눠지게 된다.

나는 유달리 남의 말을 잘 믿는 성격이어서 몸에 좋다는 건강법을 들으면 생각할 여지없이 그대로 따라 해 보곤 했다. 이 책에 실린 건강법들은 그런 나의 성격이 가져다준 선물로서, 처음엔 이토록 간단한 방법으로 건강을 유지할 수 있다는 사실에 매우 놀랐다.

오늘날의 우리는 의학의 진보에 힘입어 훌륭한 의사나 좋은 약을 쉽게 접할 수 있게 되었다. 그러나 주위를 둘러보면 의사나 약에 무작정 맹목적으로 의존하지 않으면서, 돈과 시간을 절약하며, '맨손으로' 건강을 지킬 수 있는 방법들이 많이 있다.

지난해 크리스마스 이브 날에 나는 51세가 되었다. 하지만 우리 아이들은 아직도 고등학교 1학년과 중학교 3학년이다. 아내는 아이들과 나뿐만 아니라 내가 경영하는 회사의 사원들까지도 돌봐 주느라 정신이 없다. 이런 여러 가지 여건을 생각하다 보면 반세기를 함께 살아온 감회에 젖을 새도 없이 책임감에 마음이 많이 무거워지곤 한다.

지난달에 중학교 동창생을 아주 오랜만에 만났는데, 그 친구는 사업에 실패를 한 탓인지 얼굴이 아주 나빠 보였다. 가족을 위해서 다시 한번 일어서야 한다는 친구의 처절한 말을 들으며 같은 세대인 내게도 남의 일이 아니라는 생각이 들어 마음이 착잡했다.

나는 이런 마음이 우리 세대에 한정된 것은 아니라고 생각한다. 비단 우리와 같은 세대뿐만 아니라 어쩔 수 없는 책임감에 스스로

를 쉼 없이 채찍질하며 '계속 할 수 있다', '하지 않으면 안 된다'
는 기분으로 자신을 분발시키기 위해서 일을 하고 있는 사람들이
생각보다 우리 주변에 많이 있을 것으로 추측된다. 나는 이 책이
그런 사람들을 위한 일종의 '응원가' 가 되었으면 좋겠다는 바람
을 가지고 썼다.

21세기는 날이 갈수록 일을 하는 사람들에게 많은 것을 요구한
다. 그런 상황 속에서 살아남기 위해서는 우선 자신이 건강하지
않으면 안 된다. 하지만 건강에 기본이 되는 기(氣)가 없이는 미
래에 대한 그 어떤 설계나 노후 계획도 세울 수 없다.

바쁜 현대인일수록 여가 시간을 적절히 활용하여 자신의 건강
을 잘 관리하는 지혜가 필요하다. 그런 사람만이 21세기를 능동
적이며 적극적으로 살아갈 수 있는 최소한이자 가장 기본적인 무
기인 '건강' 을 가질 수 있기 때문이다.

이 책은 식사법이나, 운동요법, 지압요법, 마사지, 스트레스 해
소법, 병원의 담당 의사 선택 방법, 건강 식품 정보 등 각각의 건
강법의 창시자나 관련 전문가의 이론적인 조언을 토대로 하여 누

구나 쉽게 따라 할 수 있도록 꾸몄다.

　의학에 문외한인 내가 '건강법'에 관한 책을 쓸 수 있게 된 것은 모두가 이 책에 등장한 여러 선생님들의 도움과 조언 덕분이다. 마지막으로 그분들에게 감사의 말을 전하고 싶다.

차 례

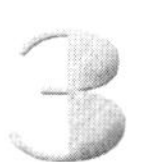

3 의사에게 배우는 먹는 법·마시는 법

point
1년 내내 위장 상태가 좋지 않은 사람에게
위상과 장상이 좋아지는
신야식 식사 건강법

point
과식하는 경향이 있는 사람에게
몸 안의 효소를 작용시키는 식사법

point
편식이 걱정되는 사람에게
홈 닥터가 만든 완전식 10곡밥

point
음식물의 안전성을 걱정하는 사람에게
화학물질의 독성을 제거하는 방법

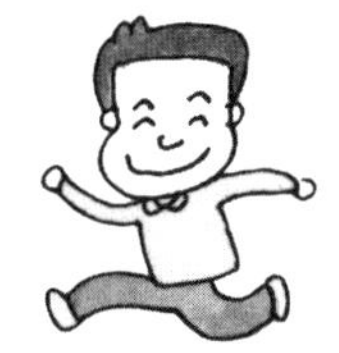

행복과 성공을
부르는 건강법

이제는 건강 염려증에서 벗어나자

내가 태어난 곳은 바다가 보이는 작은 항구 도시이다. 그런 까닭으로 경치가 매우 아름다운 곳에서 거친 바닷바람을 맞으며 자랐을 터이니 원래부터 건강한 체질이 아니었냐는 질문을 자주 받곤 한다. 하지만 사람들의 추측과는 달리 나는 서너 살 때에는 소아 결핵을 앓았고, 어린 시절에는 감기를 일년 내내 달고 산 허약한 아이였다. 따라서 내가 지금 이만큼 건강한 것은 자연의 큰 혜택을 받아 아무런 노력이나 대가 없이 얻은 것이 아니라는 것을 알려 두고 싶다.

자라면서 소아 결핵은 완쾌되어 중학교 다닐 무렵부터는 건강한 몸을 가지게 되었고, 그 이후에도 한동안은 병에 대해서는 자만할 수 있을 정도로 큰 병력 없이 튼튼한 몸을 유지해 왔다.

건강법을 소개하면서 내가 체험하게 된 사연이 보다 구체적이고 절실한 이유가 있다면 훨씬 더 감동적이겠지만, 유감스럽게도 그런 사연이나 이유는 없다.

그렇다면 우리들은 건강법에 왜 이토록 많은 관심과 주의를 기울이는 것일까? 단언할 수는 없지만 그 이유의 대부분은 앞으로 자기 자신이 어떻게 될 것인지 잘 몰라서 불안하기 때문일 것이다. 건강법에 관심을 보임으로써 인생에 대한 위험 방지 대책을 미리 세우고 싶다는 생각이 강하게 작용한 결과이다.

내가 미국 유학을 마치고 돌아와서 TBS 방송국의 아나운서가 된 직후, 평소 건강했던 아버지가 위암이 간암으로 전이되어 53세에 갑자기 돌아가셨다. 내 경우엔 아버지의 암 발병과 죽음이 그대로 나 자신의 건강에 대한 불안감의 원인으로 남게 된 것이다.

그 후 방송국을 그만두고 프리랜서로 일을 하면서 쉴 틈 없이 늘어나는 일 때문에 휴일도 거의 쉬지 못할 정도로 하루하루를 바쁘게 보냈다. 방송국에 소속되어 있을 때 출근 전에 했던 조깅도 할 수 없게 되었다.

그런 날들이 계속 되자 체력에 대한 자신감을 가질 수 없을 뿐만 아니라 피로도 누적되어 앞날이 점점 불안해지기 시작했다.

'이러다가 아버지처럼 갑자기 쓰러질지도 모른다. 이대로 쓰러지지 않고 잘 헤쳐 나갈 수는 있을까? 갑자기 중병에라도 걸리면

가족이나 회사는 어떻게 하지?'

　불쑥불쑥 불안한 상황들이 머릿속에 떠올랐지만, 어떤 방법을 생각하거나 결단력 있게 추진하지도 못한 채 매일 밀려드는 업무를 우선적으로 처리하며 불안감을 애써 감추는 생활을 하고 있었다.

　길어야 고작 3시간인 수면 시간과 일주일에 하루도 쉴 수 없는 생활들의 연속이다 보니 어깨는 항상 뻐근하고, 허리도 아프고, 머리는 두통으로 무겁고, 위장은 늘 더부룩했다. 뿐만 아니라 지친 몸을 이끌고 사는 생활로 인해 마음속엔 엄청난 스트레스가 가득 차 있어서 벗어날 수가 없었다. 이런 정도가 한계를 벗어나자 이러다가 쓰러질지도 모른다는 불안감이 눈덩이처럼 불어났다.

　하지만 사람의 생각은 정말 오묘하고 신비한 것이어서 자신이 원하고 생각하는 방향대로 흘러가게 하는 힘을 가지고 있다. 스스로가 원하는 바를 절실하게 생각하면 다른 쪽에서 해결법이 생긴다.

　건강에 대해 심각한 걱정을 하고 있던 터라 몸에 좋은 건강법이나 식품, 운동이나 식사요법, 그리고 스트레스 해소법이나 양생법 등에 자연스럽게 관심을 갖게 되었다. 그러자 신기하게도 라디오나 TV에서 이와 관련된 취재나 기획을 맡아 달라는 요청이 들어왔다. 일을 진행하면서 내과의, 외과의, 정신과의, 한방의, 치과의, 침구사, 약제사, 영양 관리사, 운동요법이나 다이어트의 전문

가, 건강 잡지의 편집자나 건강 식품 회사의 사원 등 몸이나 건강
에 관한 일에 종사하는 사람들과 만날 기회가 늘어났다.

건강 관련 전문가들이 자신의 건강을 위해 고안한 특별 양생법
등을 소개받으면서 건강법에 대한 나의 생각에도 점점 변화가 생
기기 시작했다.

나는 의학 전문가가 아니기 때문에 당연히 의학상의 파벌주의
를 갖고 있지 않다. 따라서 신 의학과 구 의학, 그리고 동양 의학
과 서양 의학 등을 선입관 없이 나의 상황에 맞는 것은 모두 받아
들일 수 있었다.

발바닥과 내장이 연결되어 있다는 이야기나, 몸의 냉기는 여러
가지 증상을 일으킨다거나, 살이 찔 수밖에 없는 구조나, 몸을 망
치는 식사법과 몸에 도움이 되는 식사법이 있다는 등의 내용을 접
할 수 있게 된 것은 큰 행운이었다.

의학에 대해서는 비전문가이고 아마추어인 나는 그때마다 감
탄만 연발했다.

언제 어디서나 · 아무때나 · 바로바로

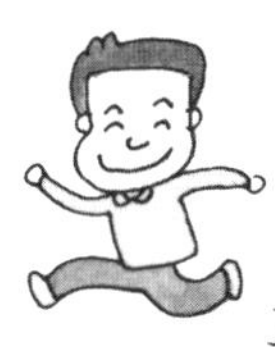

그렇게 해서 새롭게 알게 된 건강법을 처음에는 가리지 않고 이것저것 닥치는 대로 모두 따라서 해 보았다.

동시에 우리 집 부엌은 건강 식품을 담아 둔 병이 밑반찬이나 다른 음식이 있던 자리를 대신했다. 하지만 건강 식품의 종류가 지나치게 늘어나자 가족들의 반발이 심심찮게 일어났다. 그리고 나 또한 좋다는 말만을 믿고 무작정 먹기보다는 줏대 있는 섭생이 필요하다는 생각을 하게 되었다. 그 이후에는 마구잡이 방식으로 무작정 따라 하던 방법을 바꾸고, 내 몸의 상태와 잘 맞는 건강법을 골라서 선택하게 되었다. 나 스스로 나에게 적합한 건강법을 찾기 위해서 잠시 다른 길로 돌아왔던 것이다.

하지만 처음에는 '바로 이것이다'고 생각한 건강법도 실천하다 보면 계속할 수 없다는 것을 알게 되었다. 시작하기 전엔 마음이 끌려서 혹하다가도 막상 해 보면 사랑이 식은 듯한 남녀 관계와 어딘지 비슷한 구석이 있다는 것을 느꼈다.

물론 효과가 나지 않는 건강법은 즉시 그만두지만, 어느 정도 효과가 있는데도 불구하고 지속할 수 없는 것이 반드시 있었다. 그리고 이와는 반대로 오랫동안 했던 건강법을 조금만 바꿨더니 모두가 빠르고, 간단하게, 그리고 여유 시간에 할 수 있는 건강법이었다. 자신에게 맞는 건강법은 노력하면 어렵지 않게 찾을 수 있지만 바쁜 시간에 쫓기는 생활을 하는 사람들은 시간이나 돈이 많이 드는 건강법은 오랫동안 지속하기 힘들 수밖에 없다.

나는 시행착오를 거듭하면서 건강법을 꾸준히 연구해 나갔고, 그 사실이 차츰 일반 사람들에게도 알려져 라디오나 텔레비전 등의 방송을 통해 소개되는 기회가 늘어났다. 방송에 내 이야기가 나간 후면 독자나 시청자들은 "말한 대로 했더니 정말 효과가 있었다"라며 감사의 말을 전해 왔고, 그럴 때마다 나는 벅찬 감동이 밀려오는 듯한 흥분을 느꼈다.

그런 영향으로 손을 잡아당기거나 등을 두드려 보아 효과가 있다는 생각이 들면, 매일 아침에 진행하던 라디오 프로그램 시간에 소개했다. 그것이 계기가 되어 프로그램 속에 건강 정보를 소개하는 전문 코너가 만들어졌다. 이런 상승 효과가 되풀이되면서 나는 건강 전문가로서의 새로운 삶을 시작하게 되었다.

그 라디오 프로그램에서 몸과 마음의 양면을 치료하는 심료내과(心療內科) 전문의를 초대 손님으로 모셔서 이야기한 적이 있었다. 방송 뒤, 우연히 그 방송을 들었던 택시 운전사의 차에 타게 되었다. 운전사는 그 방송을 듣고 난 뒤에 부인을 데리고 심료내과에 다녔더니, 몇 년 동안 아내를 괴롭혔던 우울증이 치료되었고 몸도 많이 좋아졌다는 말을 들려주었다.

그 운전사의 말에 따르면, 아내의 우울증을 치료하기 위해 처음엔 여러 병원을 전전하며 이곳저곳에서 검사란 검사는 다 받아보았지만 별 효과를 보지 못했다. 그러다가 마지막으로 심료내과에 관한 방송을 듣고 수년 동안 자신의 아내를 괴롭혔던 우울증을 치료하게 됐다는 것이다.

나는 운전사의 말을 들으면서 그 마음을 충분히 이해할 수 있었다. 나도 가끔 현기증이 생기면 내과에 가야 할지, 이비인후과에 가야 할지를 몰라 당황하기 때문이다. 어느 과에서 진찰 받으면 좋을지를 잘 모르기 때문에 많이 아프지 않으면 병원에 가는 것을 아예 포기하고 만다. 그래서 각 증상을 치료하는 진료과나 그 방면의 전문 병원을 잘 선택하는 것도 넓은 의미에서 보면 건강법이 될 수도 있겠다는 생각을 하게 되었다.

그리고 프리랜서가 되어 건강법을 시작한 지 거의 10년이 지났다. 그동안 나는 감기에 걸린 적은 몇 번 있어도 감기가 악화되어 생방송 프로그램을 취소한 적은 한 번도 없었다. 요산수치나 콜레스테롤 수치가 증가하여 위장이 나빠진 적은 있었지만 금세 회복되었다. 나는 '맨손 건강법'을 나름대로 터득하여 실행하면서 병으로 쓰러지거나 입원할 정도로 몸 상태가 나빠진 적은 없었다.

휴식 시간이 많은 것도 아니고, 스포츠 센터에서 운동을 하는 것은 더더욱 엄두도 못낼 처지지만, 몸은 오히려 10년 전보다 훨씬 더 좋아졌다. 피로를 느끼는 횟수도 줄어들었고, 스트레스 해소도 한결 쉬워졌다. 각 방면의 권위자들로부터 들은 건강법에 관한 이야기들은 건강의 필요성과 함께 건강을 지켜야 한다는 강한 의지를 갖게 했고, 나아가 적절한 긴장감을 주는 역할을 했다.

내가 프리랜서로 독립하고 나서 거의 10년 동안을 앞만 보고 무턱대고 달릴 수 있었던 것도 수많은 의학 전문가들과 그들만의 건강법을 접할 수 있었기 때문이라고 생각한다. 나는 지금도 변함없이 편안한 휴식을 취할 수 없을 만큼 바쁘고 늘 수면 부족에 시달린다. 일은 꼬리에 꼬리를 물고 내 손길을 기다리고 있으며, 게다가 최근에는 '늙는다'는 새로운 걱정거리까지도 생겼다. 그래서 요즘엔 몸이나 두뇌의 노화를 의식하여 '손가락 돌리기' 건강법을 곁들여서 실시하고 있다.

내 몸에 맞는 건강법은 따로 있다

지금까지의 경험에 의하면, 건강법은 시작하는 계기에 따라 4가지 정도로 분류된다.

첫 번째, 특정한 병이나 오랫동안 지속되고 있는 증상의 개선이 주요 목표이며, 당뇨병, 암, 고혈압 등을 위한 건강법이다. 이 경우에는 특정한 음식이나 건강 식품을 몇 개월, 몇 년의 단위로 지속하는데, 증상의 호전 정도에 따라 그만두거나 다시 시작하는 패턴이 대부분이다.

두 번째, 어깨결림이나 요통, 감기, 귀울림 등 지금 현재 나타나는 통증이나 괴로움을 해소하기 위해 통증이나 괴로움이 느껴졌을 때만 하는 건강법이다. 이 건강법에는 효과가 즉시 나타나는 손이나 발의 지압, 심한 두통을 치료할 수 있는 목욕법 등 즉효성을 기대할 수 있는 운동 등이 해당된다.

세 번째, 업무를 원활하게 하는 데 도움을 주는 필요한 건강법이다. 내 경우를 예로 들면, 아침이나 심야 프로그램의 캐스터를 하는 데 필요한 두뇌와 몸을 긴장시켜 주는 건강법으로, 이런 운동들은 최상의 상태에서 일을 하기 위해서 필요하다. 주로 순식간에 할 수 있는 스트레칭이나 건강 음료를 마신다.

마지막으로, 눈의 자연 치유력을 높이고 생활의 질을 향상시키기 위해서 평생 동안 지속해야 하는 건강법이다. 비만 방지를 위한 걷기나 노화 방지를 위한 건강법, 스트레스 해소법 등이 포함된다.

건강법은 우리 주위에 지나칠 정도로 많아 남용될 소지 또한 크다. 대부분의 사람들은 몸에 좋다는 말에 쉽게 솔깃해지는 경향이 있으므로, 무턱대고 따라 하기보다는 자신의 건강 상태와 체질에 맞는 건강법을 잘 선택하여 시작하는 것이 무엇보다 중요하다.

건강 상태와 체질을 고려하여 건강법을 선택했다면, 자신에게 '잘 맞는지 맞지 않는지'를 확인하는 것도 매우 중요하다. 평가의 기준은 효과가 있는지 없는지, 또는 그 건강법을 지속하기 쉬운지 어려운지 등으로 판단한다. 나의 경우엔 직접 건강 식품 등을 먹고 난 후나 실천한 후, 몸에 거부 반응이 있는지 기분이 좋아지는지 등을 확인해 본다.

모든 건강법이 모든 사람들에게 다 유익할 수는 없다. 건강법을 실시하는 자신의 상황에 따라 알고 있는 정보들이 필요 없는 경우도 많이 생기므로, 이때는 그냥 지식으로 알고 넘어가면 좋을 것이다. 지금 당장은 내게 불필요한 지식이지만 나중엔 아주 유익하게 쓰일 수도 있기 때문이다.

이 책에는 많은 건강법이 소개되어 있지만, 나 또한 날마다 이 모든 건강법을 다 하는 것은 아니다. 한번 해 보다가 중간에 그만둔 것도 많이 있다. 그럴 때마다 건강법의 기초 지식을 쌓는다는 기분으로 이해하고 넘어갔다.

행복과 성공을 부르는 건강법

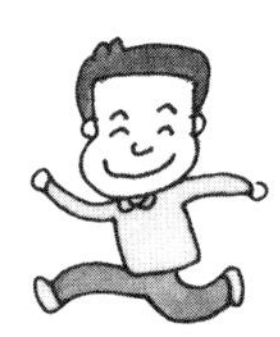

건강법의 취지는 일단 시작하는 그 순간부터 지속하는 동안에 병이나 증상이 개선되어 통증이나 신체의 고통을 덜 수 있다는 데에 있다. 지금까지 몸을 괴롭히던 통증이 사라지고 심신이 편안해질 수 있다면, 병으로 고통받는 많은 사람들은 이유를 불문하고 실행할 것이다.

뿐만 아니라 건강에 대한 절실한 소망을 가진 사람이 건강법을 통해 원하는 바를 어느 정도 이루게 되면, 자신에 대한 믿음과 신뢰가 쌓여 성취감과 자신감도 함께 얻게 된다. 건강에 대한 불안감이 해소되어 가사 일이나 비즈니스를 처리하는 데 적극적인 태도로 일을 할 수 있게 되므로, 성취 동기 또한 강해져서 좋은 결과를 얻을 수 있는 확률이 높아진다.

외부의 강요가 아닌 스스로 선택하고 결정하는 대로 인생을 사는 사람들은 이런 결과를 얻기가 그리 힘들지 않겠지만, 현실적으로 많은 사람들의 경우 어쩔 수 없어서 억지로 방향을 전환하는 것이 거의 대부분이다. 물론 나 또한 그 문제에 있어서 예외는 아니다.

하지만 시작이야 어떻게 되었든 나는 여기에 소개된 건강법을 배우고 실행하는 동안 육체적인 건강을 되찾을 수 있었고, 내가 의도하지 않았던 좋은 일들도 계속해서 생겼다. 그 동안의 내 경험을 토대로 해서 생각해 본다면, 건강법은 단순히 신체적인 건강만을 증진시키는 운동법이 아니라 우리들의 삶을 보다 풍요롭게 해주며 행복과 성공을 가져다주는 처방법이다.

프로그램 녹화 때문에 방송국에 갔다가 휴게실에 들르면 나를 본 연예인들은 자신에게 맞는 건강법에 대해서 종종 묻는다. 특히 출산한 경험이 있는 여배우나 여자 가수들은 미혼 때는 별 관심도 없던 자신의 건강에 대해 갑자기 흥미를 보이는 경우가 많다. 비록 그들이 만인의 사랑을 받는 연예인이긴 하지만, 아이를 키우는 일은 다른 일에 비해 몇 곱절의 심한 노동 강도를 요구하기 때문에 쉽게 피곤해지는 자신들의 상태를 심각하게 생각하기 때문이다.

반면 남성들의 경우에는 나처럼 회사에서 독립하여 자신의 사업체를 갖는 순간부터 건강에 대한 관심과 우려가 높아진다. 이런 점을 감안해 보면 자신이 처하게 된 상황을 판단하고 스스로를 관리해야 할 필요성을 느끼는 그 순간에 건강법에 대한 인식과 노력을 하게 되는 것이다.

더욱이 앞으로의 세상은 점점 더 자기 판단과 관리를 강도 높게 요구할 것이므로, 경영자든 회사원이든 상관없이 자기 몸의 건강 상태는 스스로 확실하게 관리할 필요가 있다.

나는 그 점을 깊이 의식하면서 이 책을 썼다. 내가 해 왔던 건강법 중에서 아무리 바쁘더라도 일상의 여가 시간이나 틈이 나는 시간에 간단하게 할 수 있고 즉시 효과를 볼 수 있는 것들을 중심으로 방법이나 효과들을 가능한 한 구체적으로 소개했다.

그리고 이 책에 소개된 건강법은 개인의 체질이나 신체적인 상황 등에 따라 그 효과나 기능 등이 각각 다를 수 있으므로 각각의 건강법에 대한 판단은 유보할까 한다.

하지만 분명히 말할 수 있는 것은 여기에 소개된 '맨손 건강법'은 바쁜 일과 틈틈이 모두 내가 직접 실행해 보고 효과를 본 방법들이다. 따라서 나처럼 너무 바빠서 도저히 따로 운동할 시간을 내지 못하는 사람들도 시간에 구애받지 않고, 특별한 기구 없이, 간단하게 지속적으로 할 수 있다.

바쁜 현대인들을 위한
시간 건강법

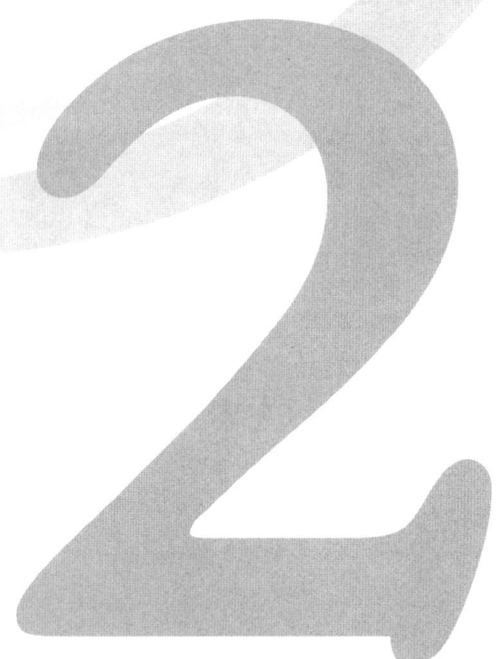

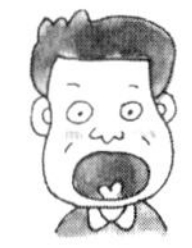

졸음을 단숨에 쫓는 방법

깜짝 놀라는 얼굴과 귀 잡아당기기

아침부터 소리를 지르는 이유

나는 새벽 3시 30분이면 일어난다.

원래부터 일찍 일어나는 습관도 있지만, 그래도 새벽 3시 30분이면 많은 사람들이 아직도 꿈속을 헤매고 있을 시간이고, 예술인 등 생활 리듬이 불규칙한 사람들은 그 시간부터 잠자리에 들 시간이다.

월요일부터 금요일까지는 아침 5시부터 5시 30분까지 〈이쿠시마 히로시의 안녕 정식〉을, 5시 30분 부터 6시 30분까지는 〈이쿠시마 히로시의 안녕 일직선〉(모두 TBS 라디오)이라는 라디오 생방송을 진행하므로, 사실 3시 30분에 일어나서 준비를 해도 빠듯한 편이다. 보통 잠자리에 드는 시간은 11시경이므로, 나의 평균 수면 시간은 4시간 30분 정도이다.

사람들이 매일 아침 3시 30분에 일어날 수 있는 비결이 뭐냐고 물어 보면 딱히 이거라고 자신 있게 대답할 만한 답변은 없다. 굳이 이유를 찾자면 칠흑 같은 어둠 속에서 울려 퍼지는 자명종 소리의 신호에 맞춰 이 업무를 인수받았을 때부터 마음속으로 생각한 '각오'가 유일하게 육체를 각성시킨다고 생각한다.

단지 이것은 어디까지나 육체만의 각성이고, 문제는 육체의 각성 이후의 일이다. 방송국에 도착하면 스태프들과 생방송에 대한 협의를 하고 난 후 바로 본 방송에 들어가야 하기 때문에, 방송국에 도착할 때까지 차안에서 어느 정도 두뇌를 잠에서 깨워 두지 않으면 안 된다.

그리고 잠에 취한 두뇌를 일깨우고 나면 몸과 마음을 긴장시킨다. 긴장을 하지 않으면 자칫 혀가 잘 돌아가지 않아서 발음이 헛도는 경우가 있다. 하루 중에서 목소리를 내기 가장 힘든 때가 바로 아침이다. 그러나 직업상 아침부터 좋은 목소리를 내지 않으면 안 되고, 자칫 준비를 소홀히 하면 그 결과가 금세 나타나는 것도 방송이다.

집에서 방송국까지의 거리는 대략 20분 정도 걸리기 때문에 준비하는 데 필요한 시간도 그 시간으로 한정되어 있다. 따라서 필사적으로 졸음을 쫓을 수 있는 방법이 필요했다. 이때 효과적으로 사용할 수 있는 방법이 바로 '깜짝 놀라는 얼굴'과 '귀 잡아당기기' 체조다.

체조라고 해도 사용하는 것은 얼굴뿐이며 항문을 조이거나 복근을 사용하는 등의 테크닉은 쓰지 않는다. 아침 일찍 무기력해진 몸 상태에서도 얼마든지 할 수 있고, 차에 앉은 채로도 할 수 있다는 장점이 있다.

깜짝 놀라는 얼굴과 귀 잡아당기기 체조는 내가 정기적으로 침술 치료를 받고 있는 침구사인 니시무라 가나코(西村佳余子 : 동양 의학 니시무라 침구치료연구소 소장) 씨로부터 배웠다. 가끔씩 니시무라 씨에게 텔레비전 프로그램 녹화 전에 침을 맞는 경우도 자주 있었다. 얼굴의 경혈에 침을 맞았지만 다른 사람들이 생각하는 것만큼 아프지는 않았다. 침을 맞고 나면 눈꺼풀이 무거웠던 느낌이 사라지고 피곤함도 가셨다. 얼굴 표정도 많이 부드러워져 텔레비전 화면도 잘 받았다.

깜짝 놀라는 얼굴과 귀 잡아당기기는 그 침 치료가 한창 화제였을 때 소개했던 건강 정보로, 동양 의학의 사고 방식을 토대로 한 체조다.

귀 잡아당기기는 이름을 듣는 순간 이해할 수 있었으나, 깜짝 놀라는 얼굴은 처음에 들었을 땐 '도대체 이게 뭐야?' 라는 의문이 들었다. 체조를 하는 순서는 먼저 깜짝 놀라는 얼굴을 하고 나서 귀 잡아당기기를 한다. 그러나 귀 잡아당기기는 한 번 정도 당겨 보고 나서는 그 효과를 느낄 수 없다.

직업상 아침 일찍 일어나는 일이 많은 나는 깜짝 놀라는 얼굴과 귀 잡아당기기 체조를 차례대로 한다. 하지만 보통의 경우 두 가지 방법 중에서 한 가지만 지속적으로 해도 충분히 잠을 쫓을 수 있다.

'월요병'엔 깜짝 놀라는 얼굴이 특효약

니시무라 가나코 씨의 말에 의하면, 잠에서 깨어났을 때의 얼굴은 동양 의학에서는 정지되어 힘이 들어 있지 않은 상태를 가리키는 '음(陰)'의 상태이다. 반면 일을 하고 있을 때나 활동 중의 얼굴은 '양(陽)'의 상태에 속한다.

보통 아침에 일어나서 식사 준비를 하거나, 꽃에 물을 주거나, 개와 산책을 하는 등 몸을 움직이는 여러 가지의 자극으로 음에서 양의 상태로 점점 변해 가지만, 나처럼 일어나자마자 세수만 하고 바로 차를 타는 경우에는 양의 상태로 바뀌기는 매우 어렵다는 것이다.

하지만 그런 여유가 없는 아침에도 얼굴의 피부를 움직이는 것만으로도 간단하고 신속하게 양의 상태를 만들 수 있다. 얼굴의 피부를 움직이는 가장 간단하고 효율적인 방법이 눈과 입, 그리고 코를 전부 벌리는 것으로, 마치 우리가 뭔가에 깜짝 놀랐을 때 짓는 얼굴 표정과 같아 '깜짝 놀라는 얼굴' 체조라는 이름이 붙게 되었다.

얼굴의 피부 표면을 움직이면 자율신경의 작용도 활발하게 움직인다. 따라서 잠에서 깬 직후 전신의 권태감도 해소할 수 있기 때문에 깜짝 놀라는 얼굴은 특별한 힘을 들이지 않고도 생체에너지를 만들어 내는 체조다.

내가 하고 있는 건강법 모두가 이렇게 특별한 수고 없이 많은 효과를 가져다주는 것들이다. 이런 방법들은 내가 고안한 것이 아니라 취재나 치료차 만났던 건강 관련 종사자나 전문가들이 사용하는 아주 간단하면서도 특별한 효력을 지닌 건강 비법을 배운 것이다.

아침에 일어나자마자 깜짝 놀라는 얼굴을 하면 딱딱하게 굳어져 있던 얼굴 근육이 마치 돼지고기에서 근육을 잘라 버린 돈가스 용도의 고기처럼 부드러워지는 것을 느낄 수 있다. 일어나서 30분 정도의 시간이 지나야 풀어지는 얼굴 근육이 단 몇 초 만에 경직 상태에서 이완 상태로 바뀌게 된다.

나는 이토록 간단한 얼굴 체조로 빠른 시간에 얼굴 근육을 이완시켜 이른 아침에도 좋은 목소리를 유지할 수 있으며, 혀 또한 부드럽게 잘 돌아가서 분명한 발음으로 라디오 청취자들에게 기쁨을 주고 있다.

특히 직장인들의 경우엔 월요병에 걸리기 쉬운데, 아침에 일어나 씻을 때 거울 앞에서 깜짝 놀라는 얼굴 체조를 하면 큰 효과를 볼 수 있다.

한낮의 졸음은 귀 잡아당기기로 해결

귀에는 전신의 경혈이 모여 있고, 머리와 뇌, 그리고 눈에 관련된 모든 경혈은 귓불에 집중되어 있다. 따라서 귓불을 힘껏 잡아당기면 귀 근처의 임파선이 자극을 받아 전신의 혈액순환이 원활해진다.

어렸을 때 나쁜 짓을 하거나 말을 듣지 않으면 엄마는 그 벌로 귀를 잡아당겼다. 초등학교 다닐 때도 가끔 말썽을 부리면 선생님은 귀가 떨어져 나갈 정도로 귓불을 잡아당기곤 했다.

귀는 그 모양이나 위치가 잡기 쉬운 점도 있지만, 어쩌면 어떤 의미에서는 나를 멍청한 상태에서 깨우기 위해 그랬는지도 모른다. 아무튼 깜짝 놀라는 얼굴을 하고 귀 잡아당기기를 하는 동안에 머리는 잠에서 완전히 깨어나 상쾌한 정신으로 활동할 수 있게 된다.

깜짝 놀라는 얼굴을 하는 것은 다른 사람이 보는 앞에서는 하기가 조금 볼썽사납지만, 귀 잡아당기기는 언제 어디서나 개의치 않고 손쉽게 할 수 있는 체조다.

졸리는 시간이 꼭 정해져 있는 것은 아니다. 점심 식사 후의 시간 또한 졸음을 참느라 자신과의 힘든 싸움을 벌이게 된다. 새벽

3시 30분에 일어나서 라디오 생방송을 진행하고, 그 후에도 쉴 틈 없이 계속 일을 하다가 점심을 먹을 때쯤이면 점점 졸음을 참기 힘들어진다.

나의 경우엔 오후 1시 30분부터 3시 사이가 가장 졸리는 최악의 시간대인데, 나는 주로 이 시간에 잡지 인터뷰를 받는 경우가 많다. 기자의 질문을 받고 정신을 집중하여 대답을 하려고 해도 멈출 줄 모르고 나오는 하품과 자꾸만 아래로 감기는 눈으로 비몽사몽 속에서 질문보다 앞서서 대답을 하거나 "예"가 "예~에?"가 되거나 하여 결말이 나지 않는 이야기만 하는 경우가 더러 있다.

만약 인터뷰 기자가 나의 생활 패턴을 모르고 있었다면 무성의하다고 기분이 상할 것이고, 혹시 알고 있다고 해도 그런 행동들이 좋게 보이지는 않았을 것이다. 그런 이유로 점심을 먹고 나서 취재가 있는 날에는 취재 직전에 열심히 귀 잡아당기기 체조를 한다. 아침보다 좀더 세게 귓불을 잡아당기면 오후의 졸음을 쉽게 잡을 수 있다.

가끔씩 남들 앞에서도 귀 잡아당기기를 하므로 사람들은 내가 귀 만지는 것을 좋아한다고 오해할지도 모르지만, 정신이 멍한 상태에서 일을 그르치는 것보다는 오해를 받는 것이 낫다는 생각에서 별 개의치 않는다.

오후에 회의가 있거나, 일하는 도중에 졸음이 쏟아지거나, 아침 일찍부터 출장을 갈 때 엔진이 잘 걸리지 않는 상황이 닥친다면 귀 잡아당기기 체조가 그 상황을 해결해 줄 수 있을 것이다. 만

약 운전 중이라면 잠시 차를 세우고 귀 잡아당기기를 하면 쏟아지
는 졸음을 즉시에 몰아낼 수 있다.

깜짝 놀라는 얼굴

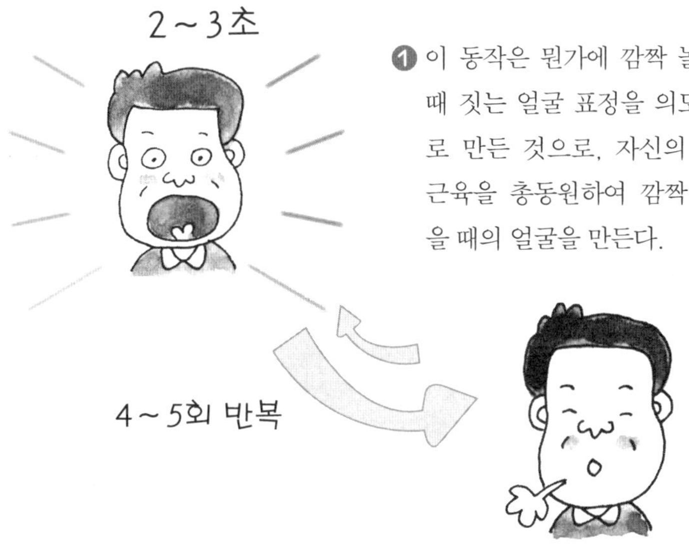

❶ 이 동작은 뭔가에 깜짝 놀랐을 때 짓는 얼굴 표정을 의도적으로 만든 것으로, 자신의 얼굴 근육을 총동원하여 깜짝 놀랐을 때의 얼굴을 만든다.

❷ 입은 크게 벌리고, 눈은 왕눈으로, 콧구멍도 힘껏 벌려서 더 이상 당길 수 없을 정도로 깜짝 놀란 듯한 얼굴을 만든다. 어렵게 느껴지면 갑자기 "와!" 하고 놀랐을 때의 얼굴을 그대로 유지한다고 생각하면 된다.

❸ 이렇게 깜짝 놀라는 듯한 얼굴을 만든 채로 2~3초 정도 정지했다가, 다시 본래의 얼굴 모습으로 되돌리면서 입으로 충분히 숨을 내쉰다. 이런 동작을 4~5회 정도 반복한다.

귀 잡아당기기

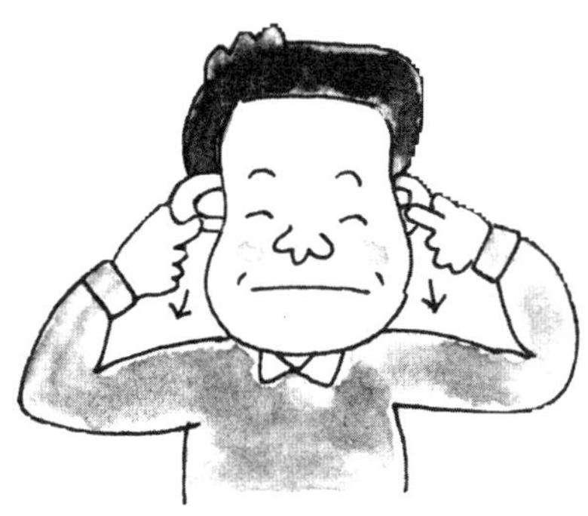

❶ 깜짝 놀라는 얼굴을 하고 난 뒤에 귀 잡아당기기를 한다.

❷ 양쪽 귓불을 엄지손가락과 집게손가락으로 잡고 천천히 잡아당긴
다. 이것을 10회 정도 반복하면 끝난다.

❸ 귀는 자극에 둔감한 부분이기 때문에 약간 세게 잡아당겨도 상관없
지만 힘을 너무 가해서 잡아당기는 것은 좋지 않다. 단 귀걸이를 한
상태로 귀를 잡아당기는 것은 피해야 한다.

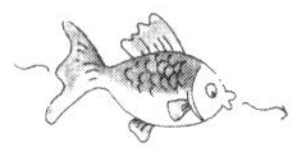 자연 치유력을 높이는
금붕어 운동과 모세혈관 운동

의사가 실천하고 있는 원조 건강법

간호를 주제로 한 강연 의뢰가 최근 몇 년 동안에 증가하고 있다. 아마도 우리 가족의 간호 체험에 대해 쓴 책인 《할머니가 쓰러졌어요?》가 출간되고, 그것이 드라마로 방영된 영향 때문일 것이다.

하지만 간호 문제는 원래부터 나의 전문 영역이다. 나는 니바가토고우세이다이진(丹羽元厚生大臣)이 주최하는 '보다 좋은 간호 보험으로 성장하는 모임' 의 주요 회원 중의 한 사람으로, 또

동북복지대학(東北福祉大學)에서는 객원 교수로 '고령화 사회론'을 강의하고 있다.

최근에 늘어난 간호 강연에서 2시간씩이나 꼼짝하지 않고 의자에 앉아서 내 강의에 귀를 기울였던 사람들은 내가 실현해 보인 스트레칭 중에서 니시식(西式) 건강법인 '금붕어 운동'과 '모세혈관 운동'이 가장 인상 깊었다고 했다.

모세혈관 운동은 마치 바퀴벌레가 뒤집어졌을 때의 모습처럼 매우 우습기 때문에, 강의 마지막에 모세혈관 운동의 동작을 보여 주면 한층 고조된 분위기로 강연을 끝맺을 수 있다. 그때 강연에 참석했던 사람을 만나게 되면 강연에서 배웠던 금붕어 운동과 모세혈관 운동을 꾸준히 하고 있다는 말을 자주 듣는다. 많은 사람들에게 인기가 있는 금붕어 운동과 모세혈관 운동은 건강한 사람은 물론, 환자의 치료에도 도움을 주는 전신 효과가 있는 스트레칭이다.

내가 만난 와다나베 다다시(渡辺正) 씨는 80세라는 고령에도 불구하고 많은 외래 환자와 입원 환자를 치료하고 있는 현역 개업 의사다. 윤기 흐르는 얼굴과 쩌렁쩌렁 울리는 그의 목소리는 실제 나이가 의심스러울 정도로 정정해 보이며, 기억력 또한 그 나이에 비해 월등했다. 와다나베 씨는 니시식 건강법을 시작한 후 지금까지 거의 40년 동안 병다운 병은 물론 감기 한 번 걸려 본 적이 없다고 한다.

니시식 건강법은 일종의 서양 의학으로, 토목기사이자 건강 연구가였던 니시 가츠조(西勝造) 씨가 독자적인 연구와 실천을 거듭한 끝에 일본의 메이지(明治) 시대에 확립한 건강법이다. 이 건강법은 현재 호리스틱 의료(장기 부위별이 아니라 몸 전체를, 의사의 일방적인 치료가 아니라 환자의 주체적인 참여를 중요하게 생각하는 의료법)의 선구자적인 존재로서, 일본 의학에 지금까지 영향을 미치고 있다. 이를 미루어 볼 때, 니시식 건강법은 아주 오래전에 생겼지만 의학 수준이 엄청나게 발전한 현대까지 영향을 미칠 정도로 그 기본 뼈대가 탄탄함을 알 수 있다.

니시식 건강법의 기본 개념은 인간은 피부에 의해서 외부와 접촉하고, 영양으로 개체를 성장 및 유지하며, 온몸을 사용하여 운동을 함으로써 전신을 통솔한다는 것이다. 예를 들면, 열이나 설사는 신체의 이상 신호를 나타내는 것이므로 결코 나쁜 것이 아니기 때문에, 약으로 치료하기보다는 스스로 있는 힘을 다해서 치료하는 것이 좋다. 다시 말해, 본래 누구든지 자기가 지니고 있는 자연 치유력을 발휘하여 병을 예방하고 증상을 개선해 갈 수 있다는 것이다.

니시식 건강법을 실천하고 있는 와다나베 씨는 보통 아침 식사는 거르고 하루에 두 끼 식사를 하며, 양배추를 주식으로 하는 다섯 종류 이상의 야채를 으깨서 먹는다. 밥은 3할 정도 배합한 현미로 지으며, 감잎차를 끓여서 하루에 총 2리터 정도 마신다. 이밖에도 옷을 입었다 벗었다 하는 행동을 교대로 반복하는 나체요법이나 냉온욕, 그리고 피부, 손발, 영양, 정신에 작용하는 6대 운동을 함께 실시하고 있다.

성인병 예방에 좋은 운동

와다나베 씨의 방법 중에서 식사 방법은 나에게는 맞지 않아 포기했다. 하지만 그 밖에 피부, 손발, 영양, 정신에 작용을 하는 6대 운동 중에서 틈이 날 때마다 금붕어 운동과 모세혈관 운동을 하고 있다.

금붕어 운동은 새벽에 라디오 생방송을 마치고 시내의 호텔이나 집에서 잠시 휴식을 취한 후나 방송국의 휴게실 등에서 똑바로 누울 수 있는 공간이 있을 때 주로 한다. 온몸의 나른함이 풀리고 손끝이나 발끝으로 피로감이 빠져 나가 새로 태어난 듯한 기분을 느낄 수 있다. 이 운동을 자주 하면 요통도 예방되고 위장의 기능도 조절된다.

모세혈관 운동은 취침하기 전에 이불 위에서 하는 경우가 많다. 이 운동은 손발을 모두 위로 올려서 약하게 진동을 가하듯이 하는 것으로 발의 모세혈관 기능을 높여서 혈액순환을 좋게 하여 심장병이나 고혈압, 동맥경화 예방에도 도움이 된다. 나의 경우엔 주로 동맥경화를 예방하기 위해 모세혈관 운동을 하고 있다. 또한 다음날에 할 일을 정리하다 보면 잠이 오지 않을 경우가 있는데, 이때에도 모세혈관 운동을 하면 적당한 정도의 피로감이 느껴져서 어느새 나도 모르게 잠이 든다.

금붕어 운동과 모세혈관 운동을 할 땐 1분 이상을 하기가 어렵다. 기껏해야 30초 정도지만, 온몸이 후끈거리면서 땀도 나므로 운동량이 생각보다 크다는 것을 알 수 있다.

몸의 무리는 최소, 효과는 최대

환절기에 손발이 붓거나 차면 흔히 혈액순환이 좋지 않아 생기는 현상이라고 생각한다. 나는 이런 증상을 자주 경험하곤 하는데, 이때에도 금붕어 운동과 모세혈관 운동을 집중적으로 한다.

금붕어 운동이나 모세혈관 운동처럼 몸에 작은 진동을 주면 몸 안의 혈액이나 림프액 등의 흐름이 좋아져 전통 의학에서는 건강을 유지하는 데 빠지지 않는 자극이다.

곰곰이 생각해 보면, 일상 생활 속에서는 몸에 작은 진동을 줄 기회가 거의 없다. 따라서 몸에 무리를 주지 않으면서 효과는 아주 큰 특별한 건강법을 찾는 사람에게 나는 금붕어 운동이나 모세혈관 운동을 적극 권한다.

금붕어 운동

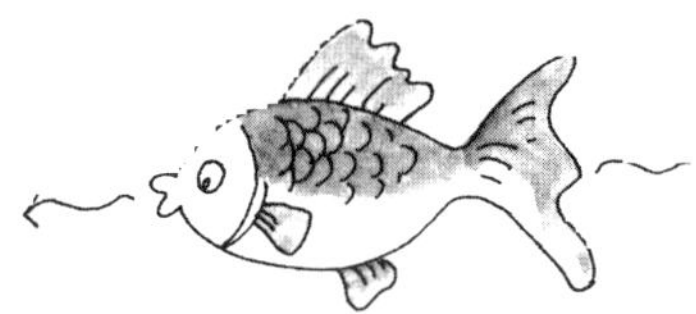

금붕어 운동은 가슴부터
아래를 흔든다.

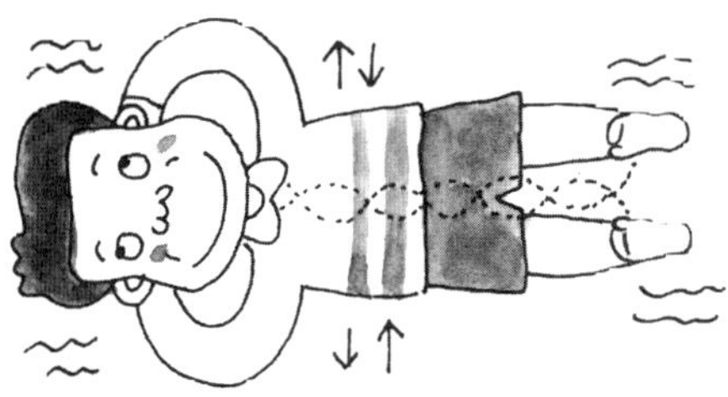

❶ 똑바로 누워서 무릎을 쭉 펴고 발끝이 직각이 되도록 한다. 이때 양
쪽 발의 발바닥은 동일 평면이 되도록 한다.

❷ 양손은 깍지를 껴서 목 뒤쪽에 대고 금붕어가 수영하는 것처럼 가
슴부터 아래를 좌우 수평으로 몸이 흔들리도록 움직인다. 그 상태
로 1분 정도 계속 유지한다.

모세혈관 운동

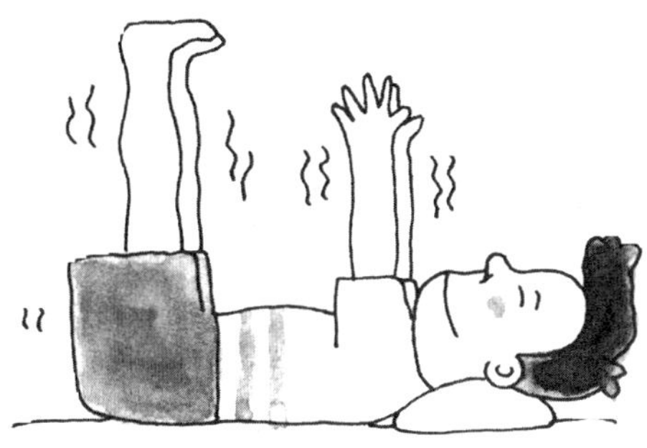

❶ 베개가 없어도 좋지만 딱딱한 베개를 대고 똑바로 누워서 양손과
양다리를 수직으로 하여 위로 올린다.

❷ ❶의 동작 그대로 손과 발을 부들부들 아주 가늘게 떨듯이 진동을
가한다. 그 상태로 1분에서 2분 정도 계속 유지한다.

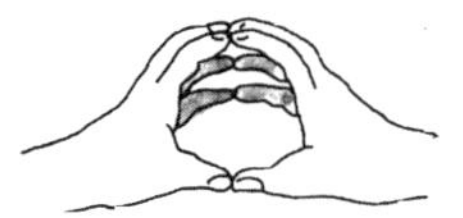

치매 예방에 좋은
손가락 돌리기 운동

두뇌를 활성화시키는 방법

1백 억 개 이상이나 되는 사람의 뇌 신경세포는 20세 이후부터 매일 10만 개씩 없어진다고 한다. 나이와 함께 기억력이나 집중력이 떨어지는 이유는 이처럼 무서운 속도로 신경세포의 숫자가 줄어들기 때문이다.

나는 비교적 기억력은 좋은 편이라 사람들의 이름을 한 번 들으면 그대로 머리에 자동 입력되기 때문에 이름이 생각나지 않아서 곤란했던 적은 없었다. 그런데 45세를 넘긴 무렵부터는 다른 사람의 이름을 자주 잊어버려 아무리 생각하려고 애를 써도 생각나지 않는 경우가 많아졌다. 계속 이야기를 하면서도 상대방의 이름이 떠오르지 않아 난처한 적이 한두 번이 아니었다.

한번은 우리 집 애완견인 사쿠라를 데리고 산책을 하는 도중에 인사를 주고받은 근처에 살고 있는 부인의 이름이 전혀 기억나지 않았다. 그 부인이 데리고 나온 개 이름은 기억이 나는데, 부인의 이름은 생각나지 않아서 미칠 것만 같았다. 그리고 내가 이름을 기억해 내려고 애쓰고 있는 그 순간에도 뇌 속의 신경세포가 차곡차곡 없어지는 것 같은 느낌이 들었다.

어쨌든 요즘 세상은 두뇌의 신경세포 감소를 노화의 자연스런 섭리라고 받아들이며 태평스럽게 살아갈 수 있는 시대가 아니기에, 신경세포가 줄어드는 만큼 다른 방법으로 두뇌를 보완하지 않으면 안 된다.

그 보완 방법의 하나로 활용되는 것이 두뇌를 활성화시키는 방법이다. 두뇌를 활성화시키기 위한 최고의 방법은 손끝을 움직이는 것이다. 세밀한 작업을 하는 예술인이나 침을 놓는 한의사들이 장수하면서도 치매에 걸리지 않는 까닭이 바로 여기에 있다. 즉 치매 예방에도 도움이 되는 것이다. 내가 아는 사람 가운데 뜨개질에 푹 빠진 남자가 있다. 그 남자는 뜨개질을 하기 전에는 약간 멍청한 듯한 얼굴을 하고 있었지만, 뜨개질을 시작한 뒤부터는 몰라 볼 정도로 똑똑하게 보였다. 나는 그 사람을 보고, 손끝을 많이 사용하면 두뇌뿐만 아니라 사람의 모습도 바뀐다는 것을 믿게 되었다. 그 이후부터 나는 텔레비전 프로그램에서 배운 손가락 돌리기를 틈날 때마다 하고 있다.

손가락 돌리기는 내과 의사인 구리다 마사히로(栗田昌裕 : 동경대학 의학부 부속병원 내과) 씨가 속독 능력을 개발하기 위해 만든 방법으로, 손가락을 사용한 두뇌 활성법의 일종이다. 구리다 씨는 일본에서 최초로 속독 1급에 합격했으며, 단행본 서너 권을 30분 정도에 읽을 수 있는 속독의 대가이기도 하다.

손가락을 돌려 보자

손가락 돌리기를 처음 시작했을 때는 약손가락(넷째손가락)과 가운뎃손가락(셋째손가락)이 제대로 말을 듣지 않았다.

구리다 씨처럼 나도 밝은 얼굴로 경쾌하게 손가락을 빙글빙글 잘 돌리고 싶었지만, 손가락은 내 뜻대로 움직여 주지 않았다. 정확하게 빙글빙글 돌려지는 것은 엄지손가락과 집게손가락 정도이고, 나중에는 손가락을 돌리고 있는 도중에 다른 손가락이 벌어지거나 부들부들 떨렸다. 특히 약손가락은 생각대로 잘 되지가 않아 나중엔 아예 손가락 돌리기를 거의 포기했지만, 일주일 정도 계속하자 처음과는 몰라볼 정도로 잘 돌릴 수 있게 되었다.

가운뎃손가락과 약손가락은 재주가 남달리 뛰어난 사람이 아닌 이상 처음에는 돌리기가 힘이 든다. 손가락 돌리기가 익숙해지는 동안에도 다섯 손가락 중에서 가장 돌리기 어려운 손가락이 바로 약손가락이다. 약손가락은 30세 이하일 경우에는 8회 정도를 기준으로 하고, 30세 이상부터 50세까지는 7회, 50세 이상부터 70세까지는 3~5회, 70세 이상일 경우에는 1~2회 정도를 기준으로 하여 돌리면 된다.

나도 처음에는 30세에서 50세 기준인 7회 정도를 했었지만, 꾸준히 연습한 결과 지금은 10회까지도 무난하게 할 수 있다. 횟수의 증가뿐만 아니라 손가락 돌리기가 가장 힘들었던 약손가락도 자유자재로 잘 돌릴 수 있게 되었다.

뇌를 건강하게 해주는 손가락 돌리기

머리가 무겁거나 몽롱해지면 나도 모르게 어느새 손가락 돌리기를 하고 있는 자신을 발견한다. 이렇게 손가락 돌리기를 하고 나서 머리가 맑아진 상태를 몇 번 경험해서인지 머리가 무겁고 몽롱한 상태가 되면 나도 모르게 무의식중에 손가락 돌리기를 한다.

그리고 강연을 하기 전에는 의식적으로 손가락 돌리기를 하고 나서 무대에 올라간다. 그 덕분으로 나는 지금까지 거의 실수 없이 강연에 집중할 수 있었다.

그렇다면 손가락 돌리기가 어떤 작용을 하는 것이기에 우리의 두뇌가 활성화된다는 것일까? 나는 이에 대한 설명을 구리다 씨로부터 들을 수 있었다.

손가락은 두뇌의 출장 기관으로, 손가락을 움직이는 것이 대뇌 속에 있는 운동이나 감각을 담당하는 부분을 자극하여 뇌를 활성화시키고, 시각이나 자율신경의 작용에도 영향을 미치게 된다. 그리고 손가락을 움직일 때도 손가락을 단순히 굽혔다 폈다 하는 동작의 반복보다는 손가락을 상하로 돌리는 쪽이 좋다고 한다. 이것은 '굽힌다, 편다, 왼쪽으로 돌린다, 오른쪽으로 돌린다'라는 4가지의 동작이 조화를 이루기 때문에 뇌에 직접적으로 자극을 줄 수 있기 때문이다.

또 다른 이유는 손이나 손가락을 움직이기 위해서는 눈으로 사물을 보고 감각을 불러일으킨 후 그 정보를 뇌로 전달해야 한다. 손가락을 돌리고 있는 동안에는 뇌와 손이 서로의 정보를 끊임없이 주고받는다. 즉 캐치볼을 하고 있는 것이고, 그 캐치볼의 반복이 뇌를 활성화시킨다는 논리였다.

손가락 돌리기는 뇌와 손의 캐치볼이므로 처음에는 서툴겠지만, 계속하다 보면 익숙해져서 글러브의 한가운데로 받을 수 있게 된다.

손가락 돌리기를 하기 전과 한 후의 데이터를 조사한 결과, 구리다 씨는 계산 능력이나 기억력이 상승되고 허리의 회전이나 몸을 앞으로 구부리는 등 몸의 유연성 또한 많이 좋아진 것을 발견했다.

몸의 불안 요소를 분산하고 혈압이나 혈당치를 내리기 위한 건강법뿐만 아니라 손가락 돌리기처럼 뇌의 건강을 위한 방법도 필요하다.

나는 나 자신을 텔레비전이나 라디오에 나오는 상품으로 생각한다. 따라서 나 자신에 대한 상품으로서의 가치를 높이기 위해서는 손가락 돌리기를 지속적으로 계속해야 한다는 생각을 가지고 있다. 내가 멍청한 얼굴을 하고 있거나 머리 회전이 갈수록 둔화되어 창의력이 떨어지게 되면 방송 활동을 지금처럼 계속해서 보장받을 수 없기 때문이다.

손가락 돌리기 방법

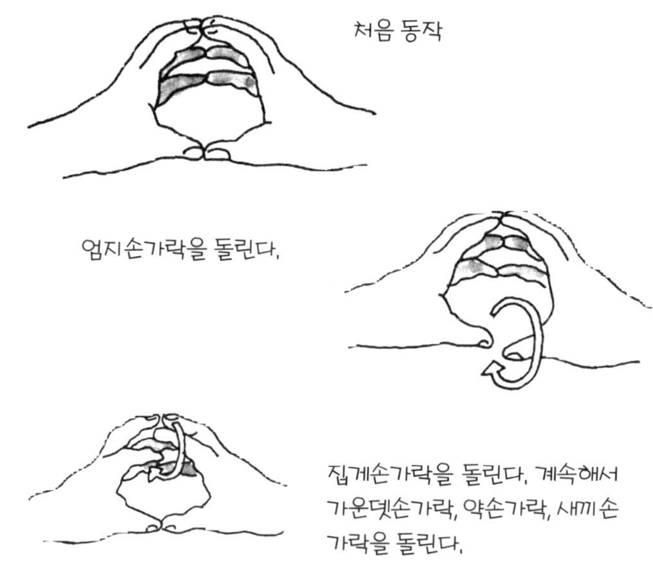

❶ 좌우 손가락의 끝을 서로 맞대고 양손으로 반구를 만든다. 이때 손
가락은 똑바로 펴지 않고 볼의 윗부분을 감싸듯이 둥글게 만든다.

❷ 다른 손가락은 서로 맞댄 상태에서 엄지손가락만 서로 떨어뜨려 좌
우 엄지손가락이 부딪치지 않도록 하여 시계와 같은 방향인 오른쪽
방향으로 돌리기를 10회 정도 한다. 그리고 나서 시계 반대 방향인
왼쪽 방향으로 10회 정도 돌린다.

❸ 엄지손가락과 마찬가지 방법으로 집게손가락, 가운뎃손가락, 새끼
손가락을 차례대로 실시한다. 이때 손가락을 돌릴 때는 맨 처음 동
작인 1)의 손 모양이 무너지지 않도록 주의해야 한다.

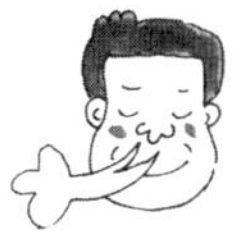 # 병을 모르는 코 호흡

코 호흡이 중요한 이유

인간이 평생 동안 살면서 체내로 가장 많이 받아들이는 것은 무엇일까?

그 해답은 우리가 하루 세 끼씩 꼬박꼬박 먹는 음식물이나 몸의 대부분을 차지하는 요소인 물도 아닌 바로 공기다. 실외에는 배기 가스, 실내에는 아스베스토나 포름알데히드가 공기 가운데 존재하고, 세균이나 바이러스 등도 많이 살고 있다.

우리들은 의식적 무의식적인 호흡을 할 때마다 많은 유해 세균들을 마시게 된다. 그런 유해 세균들이 코 알레르기(화분증)나 천식, 아토피성 피부염, 류머티즘이나 네프로제(신장병), 악성 림프종이나 재생 불량성 빈혈 등의 원인이 된다는 것은 우리도 이미 알고 있다. 그러므로 우리가 호흡하는 방식을 바꾼다면 코 알레르기나 천식 등을 미연에 방지할 수 있다. 같은 이유로 동경대학 의학부 구강 외과 의사 니시하라 가츠나리(西原克成) 씨도 코로 호흡할 것을 적극 권장하고 있다.

코 호흡이란 숨을 입으로 쉬는 것이 아니라 코로 호흡하는 것이다. 코 호흡의 좋은 점은 코로 숨을 쉬는 것만으로도 건강이 좋아진다는 것이다.

포유류 중에서 입으로 호흡하는 것은 인간뿐이다. 하지만 인간도 처음에는 입이 아니라 코로 호흡을 했으나, 말을 하기 시작하면서 입으로 바뀌었다. 그런 만큼 인간 역시 코로 호흡을 하는 것이 더 자연스런 일일지도 모른다.

인간의 진화 과정에서 일어나는 잘못된 것들이 아직도 우리들 몸의 여기저기에 남아 있는데, 입으로 호흡하는 방법도 그 중의 하나이다. 인간이 입으로 호흡을 함으로써 공기와 함께 입으로 들어온 세균이나 바이러스가 목 주변에 부착되고, 코를 사용하지 않기 때문에 코 속의 편도 림프 조직에 곰팡이가 생기게 된다.

또 입으로 들이마신 공기는 정화되지 않은 채 폐까지 직접 들어간다. 하지만 코로 호흡을 하면 공기는 일단 한 번 정화되고 나서 폐로 들어간다. 코에서 인후까지 15cm 정도의 기도를 통과하는 사이에 들이마신 공기는 깨끗하게 여과되고 여기에 습기가 추가되어 폐로 들어가게 된다.

따라서 감기뿐만 아니라 모든 병을 최소한으로 억제하기 위해서는 입이 아니라 코로 호흡을 하는 것이 좋지만, 대부분의 사람들은 입으로 호흡을 하고 있다. 이것은 코라는 아주 소중한 여과 장치를 갖고 있는데도 불구하고, 굳이 여과 장치가 없는 입을 사용하여 호흡을 하고 있는 것과 같다.

- 아주 편안한 상태일 때 입이 반쯤 열려져 있다.
- 입술이 바싹바싹 건조하다.
- 윗입술보다 아랫입술이 두껍다.
- 앞니가 튀어나왔거나 이빨 사이에 틈새가 많다.
- 음식을 먹을 때 씹는 소리가 난다.
- 아침에 일어나면 목이 따끔따끔 아픈 경우가 많다.
- 일명 '합죽이' 다.

위의 사항에서 하나라도 해당되면 입으로 호흡을 하고 있을 가능성이 높고, 해당되는 사항이 복수일 경우에는 십중팔구 틀림없이 입으로 호흡을 하는 사람이다.

입으로 호흡을 하게 되면 갑상선, 수액선, 누선, 내이, 비장, 소장, 대장, 피부, 근육, 뇌신경, 기관지, 심장, 신장, 부신, 림프, 백혈구 등 온몸에 걸쳐서 세균의 침입을 받으며, 그로 인해 생기는 질환은 일일이 나열할 수 없을 정도로 많다. 일부에선 코가 아프기 때문에 어쩔 수 없이 입으로 호흡을 한다는 사람이 있지만, 이것은 어렸을 때부터 코를 사용하지 않고 입으로만 호흡하여 코가 나빠졌다는 말이 오히려 맞을 것이다.

코 호흡으로 이동하기 위한 연습

지금까지 입으로만 호흡을 해 왔던 사람들이 코 호흡을 갑자기 할 수는 없다.

호흡이란 무의식중에 행하는 것이기 때문에, 의식하지 않고 코 호흡을 하려면 훈련이나 연습이 필요하다. 나는 낮에는 의식적으로 하루에 한 번 정도는 반드시 코 호흡을 하고 있으며, 밤에는 잠자기 전에 코 호흡을 하기 위해서 종이로 만든 마우스 테이프(국내에서는 아직 시판되지 않고 있다 : 옮긴이 주)를 입에 붙이고 잠을 잔다. 이 방법을 사용하면 코를 심하게 고는 것을 방지할 수도 있다.

코 호흡을 연습한 지 1년 정도 되어 자가 진단을 한 결과, 일상생활의 90%는 코 호흡으로 나머지 10%는 생방송이 끝난 직후 안도감 속에서 무의식중에 나도 모르게 입으로 호흡을 하고 있다.

완벽하게 코 호흡을 한다는 것은 사실 매우 어려운 일이다. 의식적으로는 호흡을 연습하고 통제할 수는 있지만, 거의 본능에 가까운 무의식적인 호흡까지 완벽하게 코로 할 수는 없기 때문이다. 그렇다고 해서 실망할 필요는 없을 것 같다. 어쩌다 한 번씩 하루에 1~2분 정도 코 호흡을 하는 사람보다는, 완벽하지는 않지만 거의 대부분의 호흡은 코로 하되 가끔씩 입 호흡을 하는 사람이 훨씬 더 강한 면역력을 가질 수 있기 때문이다.

그러니 미리 포기하지 말고 조금씩 천천히 시작해 보자.

코 호흡의 효과

코 호흡을 시작한 이후로 가끔씩 목이 따끔거리며 아팠던 증상이 사라졌다. 나로서는 일을 하는 데 중요한 목의 상태가 좋아진 셈이다. 아침이면 자주 발생하는 콧소리도 좋아져서 아침 일찍 라디오 생방송을 할 때 목소리가 맑다는 소리를 가끔 듣는다.

코 호흡을 해 본 사람들은 느낄 수 있는 것으로 코 호흡을 할 때마다 횡경막이 올라가기 때문에 자연히 자세가 좋아지게 되고, 그 결과 척추가 굽어져서 마치 고양이 등처럼 휘어졌던 등도 자연스럽게 치료가 된다. 고양이 등처럼 꾸부정한 자세가 교정되면 어깨도 결리지 않게 된다. 또한 니시하라 씨로부터 코 호흡을 하고 있으면 후각신경이 뇌의 신경에 자극을 전달하여 감정까지 생생하게 전달된다는 사실을 들은 후부터는 욕심을 부려서 그 효과도 기대하고 있다.

나의 경우는 앞에서도 설명했듯이 특별히 다른 지병이 없기 때문에 위에서 말한 정도의 효과만 보았지만, 다른 지병을 지니고 있는 사람들은 코 호흡의 효과를 훨씬 더 실감할 수 있을 것이다.

내가 항상 신세를 지고 있는 택시 운전사의 부인이 류머티즘으로 고통받고 있었다. 그래서 류머티즘과 같은 면역 불완전에서 오는 병에는 코 호흡이 좋다는 설명과 함께 코 호흡의 방법을 가르쳐 주었다. 그로부터 2개월 후, 나는 코 호흡을 통해 아내의 류머티즘이 많이 좋아졌다며 고맙다는 택시 운전사의 말을 들었다.

많은 돈이나 특별히 긴 시간을 필요로 하는 운동이 아니기 때문에 지병으로 고생하고 있는 사람이라면 우선 코 호흡을 해 볼 것을 권한다. 코 호흡을 어느 정도 능숙하게 할 수 있다면, 이번에는 그 응용편으로 입을 다물고 항문을 조이는 것도 좋은 방법이다.

부드러움이 오히려 강한 것을 누른다는 원리를 잘 설명해 주는 것이 바로 코 호흡이다. 그래서 나는 안색이 좋지 않은 사람이나 일년 내내 감기를 달고 사는 사람을 보면 나도 모르게 코 호흡에 대한 강의를 하게 되는데, 대개의 경우 자기 자신이 입으로 호흡을 하고 있는지 코로 호흡을 하는지조차 모르는 사람이 많았다.

낮의 코 호흡법

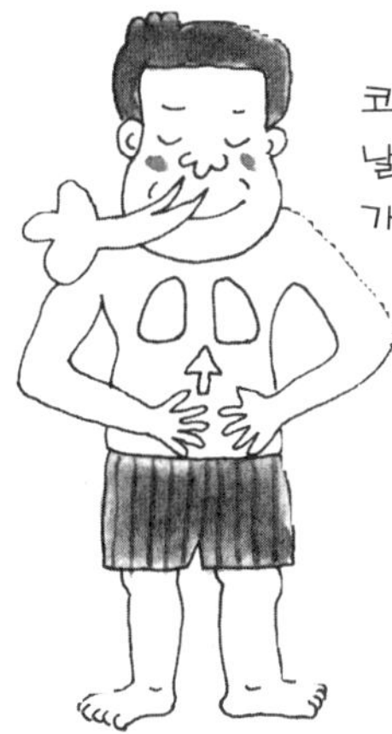

❶ 자세를 바르게 하고 서든지 아니면 의자에 앉아서 입을 다물고 횡
경막을 올리면서 항문이 조여드는 듯한 기분이 들도록 하면서 코로
숨을 들이마신다. 숨을 들이마실 때는 반드시 항문을 조여 줘야 한
다.

❷ 입을 다문 채 코로 숨을 내쉰다.

❸ 숨을 들이마실 때는 코에서 소리가 날 정도로 힘껏 코로 숨을 들이
마셨다가 다시 천천히 길게 코로 숨을 내쉰다. 이렇게 8~10회 정
도 반복한다.

밤의 코 호흡법

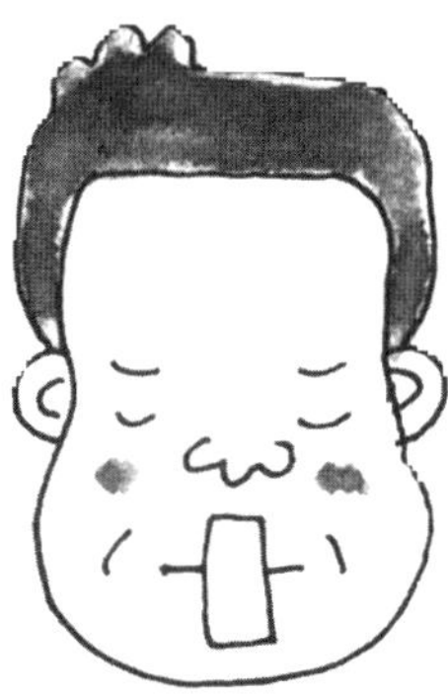

❶ 코골이 방지용 종이 마우스 테이프를 5.6cm 정도의 길이로 잘라서 준비해 둔다.

❷ 입을 다문 채 준비한 마우스 테이프를 아래의 그림처럼 입술 위에 세로로 붙이고 잠을 잔다.

❸ 감기 등으로 인해 코가 막혀 있을 때는 마우스 테이프를 붙이지 말고, 숨쉬기 곤란하거나 답답할 때는 바로 테이프를 떼어 내도록 한다.

여러 가지 통증의 응급 처치

손톱 누르기 요법

외과 의사가 고안한 가정요법

건강 상태가 좋지 않으면 손톱이 투명하지 않고 탁하다는 말이 있다. 다행히도 내 손톱은 투명한 매니큐어를 바른 것처럼 깨끗하다. 꽃조개처럼 투명하게 보이지는 않지만, 옅은 핑크 빛을 띠면서 광택이 난다. 물론 특별하게 손톱 정리는 하지 않는다.

대학교 다닐 때 태권도를 했었는데 그때도 손톱만은 깨끗했다. 외모가 잘생긴 남자들은 잘 모르겠지만, 나처럼 유일무이하게 아름다운 것이 손톱뿐인 사람도 있다. 그렇게 유일무이하게 아름다운 손톱의 양옆에 목표를 정하고, 다른 한 손의 손톱 끝으로 그 부분을 꾹 누르는 것이 '손톱 누르기 요법'이다.

손톱 누르기 요법은 어떤 포럼에서 알게 된 후쿠다 미노루(福田稔福 : 후쿠다 병원) 씨가 고안한 건강법이다. 후쿠다 씨는 손톱이 나는 부분에 주사침을 찌르고 피를 나오게 하여 치료하는 자락요법(刺絡療法)의 권위자로, 수많은 난치병을 치료하고 있는 일명 '메스를 잡지 않고 치료하는 외과 의사'로 유명하다.

후쿠다 씨는 메스나 약을 사용하지 않고 자락요법만으로도 환자의 병을 고칠 수 있지만, 일반 사람들은 가정에서 주사침을 찔러서 피를 내는 치료는 할 수 없다. 자락요법에 근접하는 효과를 기대할 수 있는 요법으로 고안해 낸 것이 가정보조요법인 손톱 누르기 요법이다.

손톱 누르기 요법은 만병에 효과가 있지만, 그 중에서도 요통, 어깨결림, 두통, 안정피로 등의 증상에 뛰어난 효과가 있다. 특히 두통이 생겼을 때 즉효성을 기대해 볼 수 있으므로 잘 기억해 두면 쓰임새가 많을 것이다.

먼저 아래 그림의 1, 3, 5, 9를 누르고, 이어서 2, 4, 6, 10의 지점을 눌러 보자.

몸이 따뜻해져 오는 기분을 느낄 수 있을 것이다. 나는 손톱을 누를 때마다 안구 속까지 따뜻해지는 듯한 기분을 자주 느꼈다.

손톱 누르기 요법

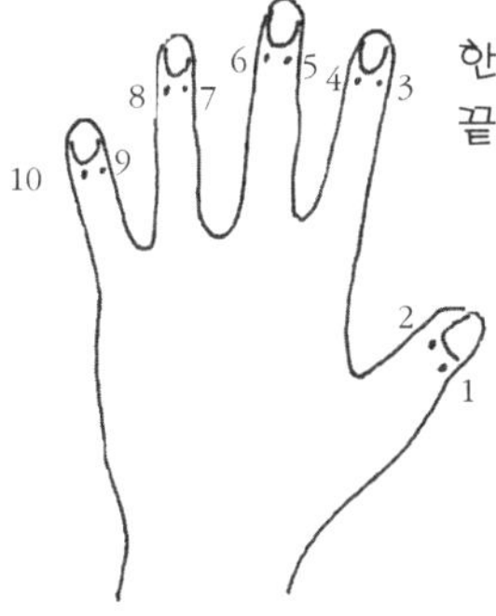

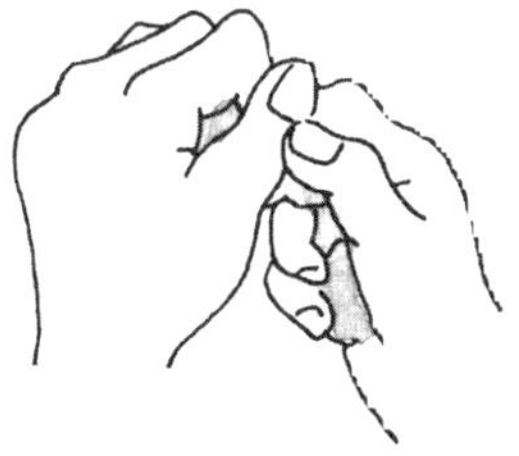

❶ 자극을 주는 곳은 손톱의 맨 위가 아니라 그림처럼 손가락에서 손톱이 나기 시작하는 부분의 좌우 모서리다. 손가락 전부를 자극하는 것이 아니라 엄지손가락, 집게손가락, 가운뎃손가락, 새끼손가락을 자극한다. 약손가락은 절대 자극하지 않는다.

❷ 한곳을 10~20초씩, 다른 한쪽 손의 손톱 끝을 사용하여 아플 정도로 눌러서 좌우 손가락을 자극한다. 손톱 끝으로 자극하기 어려울 경우에는 볼펜이나 이쑤시개를 이용하되 뾰족하지 않은 부분으로 세게 누른다.

❸ 대부분의 경우 자극하여 효과가 있는 것이 1, 3, 5, 9로, 이들을 자극하여 효과가 없으면 이어서 2, 4, 6, 10을 계속해서 자극한다.

❹ 피가 날 정도로 힘을 가해서 누르지 않도록 하고, 엄지손가락은 호흡기 계통, 집게손가락은 소화기 계통, 새끼손가락은 심장이나 신장 등의 순환기 계통에 효과가 있으므로, 이들 기관에 관련된 증상이 나타날 때는 그 손가락을 기억해 두었다가 자극하면 뛰어난 효과를 볼 수 있다.

두통약 대신 손톱 누르기

두통, 어깨결림, 안정피로 등은 스트레스가 원인이 되어 자율신경 중 교감신경이 우위가 되어 생긴다. 이들의 증상은 혈관을 수축하고, 혈류장애를 일으켜서 생기는 현상이다. 따라서 교감신경을 진정시키면 통증을 해소할 수 있고, 이를 위해서 맞서는 또 다른 하나의 자율신경인 부교감신경을 우위로 해야 한다. 부교감신경을 우위로 할 수 있는 것이 위의 그림에서 나타낸 손끝 지점이 된다.

이때 약손가락의 7과 8의 지점을 자극하지 않는 것은 이 부분만 유일하게 교감신경을 자극하는 지점이기 때문이다. 따라서 7과 8을 자극하면 오히려 역효과를 볼 수 있다. 하지만 우울증의 증상이 나타나는 경우에는 7과 8의 지점을 눌러서 교감신경을 자극하는 것이 좋다. 두통, 어깨결림, 요통, 안정피로 증상이 나타날 경우에는 약손가락의 7, 8 지점은 누르지 않도록 주의해야 한다.

내 친구의 경우를 보면, 머리가 지끈지끈 아픈 긴장형 두통과 한쪽만 찡하게 아픈 편두통이 매일 교대로 일어난다. 두통은 주로 오후부터 저녁 시간대에 일어나는데, 이때 그는 아무것도 하지 않고 오로지 통증이 사라지기만을 기다린다. 두통이 지나가기만을 기다리는 사이에 그 친구는 평소와는 달리, 될 대로 대라는 식의 거의 자포자기한 듯한 모습으로, '또 두통이 일어나는구나' 하고 생각한다.

물론 재빨리 두통약이라도 먹으면 좋겠지만, 두통약은 각각의 상황에 따라 그 효능에 차이가 있고, 위가 더부룩해지는 부작용을 보이기도 한다. 여기에 수면 부족으로 피곤한 상태에서 두통약까지 먹게 되면 먹는 그 순간부터 졸음이 쏟아지고 기운이 없어 축 처지는 등 의욕을 상실할 위험성마저 있다.

머리가 아프다는 것은 또 다른 위험성을 안고 있기 때문에, 얼굴을 똑바로 들 수 없을 정도로 머리가 아플 때만 두통약을 복용한다고 했다. 그토록 심한 두통으로 고생하던 친구는 손톱 누르기 요법을 알고 나서 그 고통에서 해방됐다.

친구는 먼저 두통이 시작되자마자 손톱 누르기 요법을 실시했지만, 금방은 효과가 나타나지 않아 계속해서 1, 3, 5, 9를 누르고 나서 2, 4, 6, 10을 누르는 방법으로 양손을 각각 2회씩 반복했다. 약 1시간 정도 지나자 두통이 말끔하게 사라졌다는 것이다. 당연히 두통약을 먹어야 할지 먹지 말아야 할지에 대한 갈등에서도 해방되어 무척 기뻐하는 모습이었다.

오랫동안 컴퓨터 작업으로 인한 안정피로나 목의 뻐근함을 예방하는 데에도 손톱 누르기 요법을 하면 효과가 매우 좋다. 단순히 컴퓨터의 화면을 보면서 손톱을 누르는 것보다는 손톱 누르기 요법을 할 동안만은 컴퓨터의 화면에서 시선을 떼고 가능한 한 먼 곳을 바라보면서 누르는 것이 보다 효과적이다.

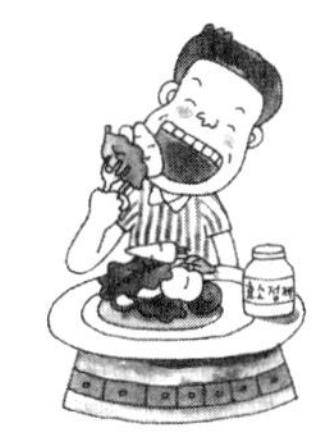

의사에게 배우는
먹는 법 · 마시는 법

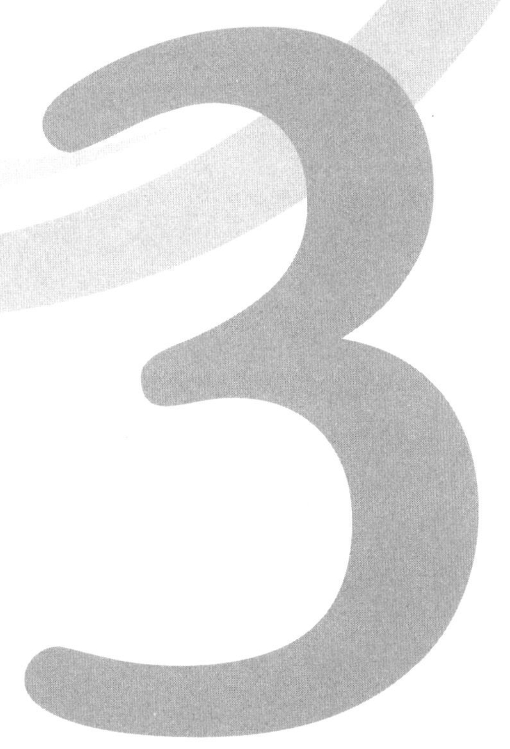

위상과 장상이 좋아지는
신야식 식사 건강법

장상이 좋으면 장수한다

나는 빵집에 가서도 슈크림이 들어 있는 단맛이 나는 빵을 고르고, 또 푸딩 위에 올려져 있는 캐러멜 소스라면 사족을 못쓸 만큼 단것을 무척 좋아한다.

술을 마시지 않는 대신에 자연스럽게 단것을 많이 찾게 되었지만, 프로그램 녹화나 생방송 도중에도 시간만 나면 단것을 먹고, 야식 시간에도 질리는 법 없이 단 음식을 먹었다.

언젠가 방송계에서 술꾼으로 유명한 한 상사가 단 음식을 먹고 있을 때의 내 얼굴이 마치 미각에 전념한 나머지 일종의 방심 상태, 다시 말해 멍하게 보인다며 약간 기분이 떨떠름한 말을 한 적이 있다.

이렇게 유별나게 단것을 좋아하는 나처럼 대부분의 사람들도 많든 적든 좋지 않은 식습관을 누구나 가지고 있다. 한때는 나쁜 식습관을 고쳐 보려고 했지만, 머리를 아무 뜻 없이 만지작거리는 습관처럼 깜빡하는 사이에 나도 모르게 나쁜 식습관이 나타나서 손을 쓸 수 없게 된다.

그러나 지금은 나쁜 식습관으로 인한 문제들은 거의 해결된 상태다. 나는 외과 의사이자 위장 전문의인 신야 히로미(新谷弘實 : 알버트 · 아인슈타인 의과대학 외과 교수, 순천당대학 의학부 외과 객원 교수) 씨를 만나면서 그동안 무분별하게 섭취하던 나쁜 식습관을 고칠 수 있었다.

신야 씨는 대장 폴립을 개복 수술하는 대신 대장 내시경으로 절개하여 세계 최초로 성공했다. 그는 미국과 일본을 합쳐서 모두 20만 명이 넘는 위장 환자를 내시경을 통해서 치료하는 등 30년 동안 수많은 환자를 고쳤다.

또한 어떤 사람이든지 인상이나 수상이 반드시 있는 것처럼 위장(胃腸)에도 좋은 위상(胃相)과 좋은 장상(腸相), 반대로 나쁜 위상과 나쁜 장상이 있다는 것을 발견했다. 위상과 장상은 위장의 색이나 형태, 딱딱함, 숙변의 유무에 의한 위장의 상태를 말하며, 위상과 장상을 통해 그 사람의 건강 상태를 한눈에 알 수 있다는 것이다.

좋은 위상은 위장의 안쪽 전체가 깨끗하고 핑크 색으로 표면이 매끈하며, 나쁜 위상은 위장의 안쪽에 빨갛고 하얀 부분이 반점으로 더럽혀져 있고, 위벽의 표면이 울퉁불퉁하다. 또 좋은 장상은 벽이 부드럽고 장 점막의 주름이 균등한 반면, 나쁜 장상은 장 점막에 주름이 많이 있고, 장 속이 좁고, 대장에 구멍이 움푹 패여 있으며, 숙변이 많이 남아 있다.

나쁜 위상이나 장상을 지닌 사람은 대장염이나 대장 폴립 등의 대장병이나 심장병, 당뇨병, 고혈압, 고지혈증 등의 성인병에 대해서 의심해 볼 수 있으며, 암에 걸릴 가능성도 높은 것으로 밝혀졌다.

또 나쁜 위상이나 장상을 지닌 사람을 잘 보면 얼굴에 기미나 주름이 많고 실제 나이보다도 더 늙어 보인다. 위상과 장상 중에서 위상이 나쁜 사람보다는 장상이 나쁜 사람 쪽이 건강 상태가 나쁠 가능성이 높다.

어쨌든 장 속에는 무게 약 1kg에 달하는 수백 조의 장내 세균이 있으며, 이 장내 세균이 3천 종류 이상의 효소를 만들어 낸다. 이런 장 속에서 만들어진 효소가 몸의 면역력을 높여서 건강을 유지시키기 때문에, 장수의 여부 또한 효소를 만들어 내는 장의 장상으로 알 수 있다.

위상과 장상이 좋아지는 식사법

위장은 음식을 소화하여 불필요한 것을 배출하는 곳이기 때문에 위상이나 장상이 나쁜 사람은 식생활을 조사해 보면 그 원인을 찾아낼 수 있다.

신야 씨는 위상과 장상을 깨끗하게 하는 식사법을 예방 의학의 차원에서 지도해 왔는데, 그것이 바로 그 유명한 신야식(新谷) 식사 건강법이다. 또 위상이나 장상을 좋게 하는 기본적인 식사법을 해설한 책인 《위장은 말한다 · 식탁편 조리집》을 펴내 베스트셀러가 되었으며, 속편인 조리편도 출간했다.

위상과 장상의 상태를 추측하는 것은 그리 어렵지 않다. 개개인의 식습관을 살펴보면 금방 알 수 있는데 내 경우에는 내가 단 것을 좋아하는 것, 아침에 일어났을 때 속이 메슥메슥한 것, 그리고 어렸을 때부터 위장이 약했던 것 등에서 나의 위상과 장상의 상태를 추측할 수 있다.

이런 기본적인 자료를 가지고 내시경으로 위와 장을 검사한 결과, 나의 위상은 많이 나쁜 상태이며 장상 또한 안심할 정도는 아니라는 진단을 받았다.

나는 약을 먹기보다는 식사법을 바꿔 보라는 신야 씨의 조언에 따라 위상과 장상을 좋게 하는 식사법을 실행해 보기로 했다. 식사법을 통하여 위상이나 장상의 상태를 바꿀 수 있으며, 그 결과에 따라 얼굴의 인상도 바뀐다는 것이다. 이 말을 듣고 나는 지금까지 먹고 있던 위장약도 끊어 버렸다.

신야식 식사 건강법

신야식 식사 건강법 중에서 나는 가끔 현미를 섭취하는 식사법, 그리고 좋은 물을 실컷 마시는 습관과 잠자기 4시간 전에는 아무 것도 먹지 않는 방법을 선택하여 시작했다. 그러나 잠자기 4시간 전에 음식을 먹지 않는 것이 어려워 잠자기 3시간 전에는 먹지 않기로 바꿨다.

현미식을 매일 섭취하지 않는 이유는 나를 제외한 우리 집 식구들 모두가 백미만을 먹기 때문에 밥을 두 번씩이나 지어야 하는 번거로움이 있어서 가끔씩 먹는다는 계획을 세웠다. 그러므로 매일 현미만으로 식사를 하는 것은 어느 정도 무리가 따르지만, 가끔 현미밥을 먹는 것만으로도 그전의 식사법 수준에서 한층 발전된 셈이다.

물을 마시는 방법 또한 이전과는 많이 달라졌다. 예전에는 물을 목이 마를 때 단지 갈증을 해소하기 위해서 마시는 음료 정도로 생각했지만, 이제는 좋은 물을 의식하면서 마시게 된 것이다. 지금은 '코랄 워터'(산호의 미네랄인 코랄 칼슘이 첨가된 물)가 티백으로 된 것을 수돗물이나 생수에 넣어서 마시고 있는데, 티백으로 되어 있어 언제든지 편리하게 휴대할 수 있다는 점이 좋다.

좋은 물을 마시기 시작하고부터는 출처가 분명하지 않은 물을 입에 대는 순간, 물 맛의 좋고 나쁨을 순간적으로 알 수 있게 되었다. 뿐만 아니라 물을 실컷 마시는 습관을 들인 뒤부터는 변비 증상이 말끔히 사라져 대·소변을 힘들이지 않고 시원하게 볼 수 있게 되었다.

뿐만 아니라 물을 많이 마시면 '이코노믹 클래스 증후군' 예방에도 큰 도움이 된다. 이코노믹 클래스 증후군이란 해외 여행 시 장시간 동안 건조한 기내의 좁은 좌석에 앉아 있을 때 종아리에 혈액이 몰려드는 현상과 그것이 원인이 되어 가슴통증이나 호흡곤란 등의 증상을 보이는 폐경색이 발생하는 것을 말한다.

이런 증상을 예방하기 위해서는 좋은 물을 자주 많이 마시는 것이 좋다. 같은 수분이라고 해도 맥주나 위스키로는 좋은 물을 마실 때와 같은 효과를 볼 수 없을 뿐만 아니라 알코올은 오히려 탈수 증상을 일으키기 때문에 어디까지나 순수 '물'을 마시는 것이 좋다.

그리고 즐겨 먹던 슈크림 등 단 음식을 포함하여 잠자기 3시간 전에는 먹는 것을 일체 중지했다. 그런데 놀랍게도 그 방법만으로 거의 매일 아침 위가 메스껍던 증상이 말끔히 사라졌다. 나는 위장약을 전혀 먹지 않고도 위의 상태가 좋아졌다는 사실에 정말 놀랐다. 이렇게 해서 좋은 식습관을 하나 둘씩 차츰 늘려 나갔다. 그리고 반년 뒤쯤, 나는 신야 씨를 찾아가서 위상과 장상

검사를 다시 한 번 받아 보았는데, 많이 좋아졌다는 결과를 들을
수 있었다.

신야식 식사 건강법

식전 30분에서 1시간 전에 좋은
물을 많이 마신다.

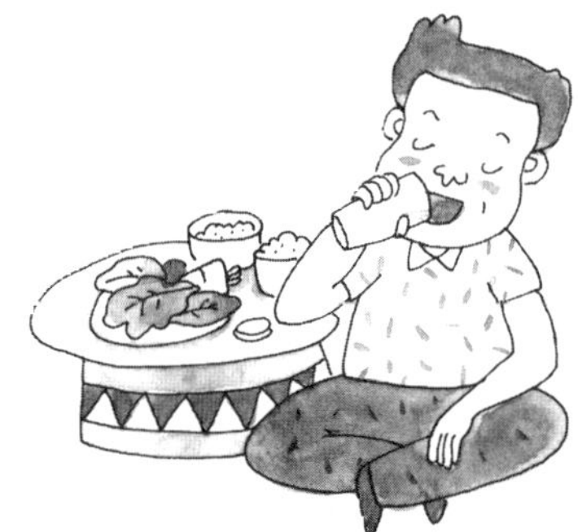

● 식물성과 동물성의 식품 비율을 7대 1로 한다.

● 동물성 식품은 어패류를 주로 섭취하고, 육류와 유제품은 조금 적
은 듯하게 먹는다.

● 곡류는 정제된 형태의 백미나 빵이 아니라 현미나 율무 등 정제되
지 않은 형태로 섭취하는 것이 좋다. 그리고 야채는 제철 야채를 주
로 먹고, 효소가 많이 첨가된 생야채와 먹기 쉬운 식이 섬유 등이
다량으로 함유된 데친 야채를 많이 먹는다.

● 콩 종류는 몸에 좋지만, 너무 많이 섭취하면 단백질이나 장 속에서
  이상 발효하는 성질이 있기 때문에 너무 많이 섭취하지 않도록 주
  의한다.

● 과일은 식후, 특히 저녁 식사 뒤에 섭취하면 위장 안에서 발효하여
  소화하기 어렵기 때문에 식사하기 30~40분 전에 섭취하도록 한다.

● 매일 사용하는 조미료는 특히 더 신경을 써야 한다. 소금은 천연 소
  금, 설탕은 정백되지 않은 것을 사용하고, 다시마 국물이나 가다랭
  이 포, 멸치 등 천연 재료를 사용하도록 한다.

● 좋은 물은 실컷 마시도록 하고, 컵으로 2잔 정도의 물을 매 식사 전
  30분에서 1시간 전에 마시는 것이 이상적이다. 또한 공복시에 카페
  인이나 타닌이 들어 있는 일본차, 중국차, 홍차를 벌컥벌컥 마시면
  위가 위축하여 위상이 나빠지기 때문에 공복시에 차를 너무 많이
  마시는 것은 금물이다.

● 잠자기 4시간 전에는 아무것도 먹지 말고 취침 중에는 위 속을 완전
  히 비우는 것이 좋다.

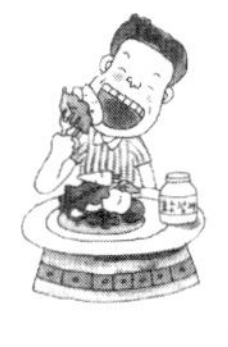# 몸 안의 효소를
작용시키는 식사법

칼로리보다 효소가 중요하다

일본 프로야구 사상 처음으로 3백 승을 달성한 거인군의 전설적인 명투수 스탈핀을 기억하는 팬들이 아직도 많을 것이다. 내가 거인군의 팬이 되었을 땐, 스탈핀 투수는 뜻하지 않은 불의의 사고로 이미 세상을 떠난 뒤였다. 하지만 신장 191cm인 그가 던지는 멋진 스트라이크를 실제로 야구장에서 한 번쯤은 꼭 보고 싶었다.

그런 내가 인연이 있었는지 스탈핀 투수의 딸이자 호리스틱 영양학사인 나타샤 스탈핀 양과 함께 식사를 할 기회가 있었다. 나타샤 양은 칼로리 계산에 신경 쓰지 않는 다이어트 지도자의 선구자적인 존재로, 먹는 것을 참아 가며 힘들게 살을 뺄 수밖에 없었던 기존의 다이어트 상식을 완전히 뒤집어 놓은 사람이다.

그녀가 주장하는 방법은 영양학의 소화 흡수를 기본으로 하여 체내의 효소 작용을 최대한 살려서 살을 빼는 방법이다. 효소 식품을 섭취하여 소화 흡수를 증진시켜서 영양소 부족을 개선하면 지방이 축적되지 않아 먹으면서도 살을 뺄 수 있다는 것이다. 나타샤 양의 다이어트 방법에서도 핵심이 되는 것은 효소다. 이처럼 효소는 우리 몸의 여러 가지 작용에 아주 밀접한 관련을 가지고 있음을 알 수 있다.

그녀에 따르면, 효소는 인간뿐만 아니라 동식물 등 생명이 있는 것은 모두가 생체 내에 효소를 가지고 있다. 따라서 우리가 항상 먹고 있는 고기나 생선, 야채나 과일, 그리고 콩 등에서 양질의 효소를 어떻게 섭취하는가에 따라서 건강이 크게 좌우된다.

효소는 크게 3가지로 나눌 수 있다. 인간의 몸이 정상적으로 움직이게 하기 위해서 필요한 대사 효소, 섭취한 음식물을 소화시키는 소화 효소, 그리고 이 2가지 효소를 도와주기 위해 섭취하는 신선한 음식물이 지닌 식물 효소가 있다.

우리들이 음식을 먹을 때마다 몸 안의 소화 효소가 사용되고, 없으면 다시 소화 효소를 만들기 위해서 몸은 필사적으로 노력한다. 그 영향으로 대사 효소를 만들 수 없게 되고, 대사 효소를 만들 수 없으면 대사 기능이 저하되기 때문에 여러 가지 병이 생긴다. 이런 악순환을 방지하기 위해서는 신선한 음식물로 식물 효소를 많이 섭취해야 한다. 그러면 체내의 소화 효소를 그만큼 많이 사용하지 않고도 대사 효소를 만들 수 있게 되어 병에 대한 면역력이 커지고 노화도 방지할 수 있다.

그녀의 설명을 듣고 난 후 단순히 효소가 중요하다는 것은 알고 있었지만, 그것이 왜 어째서 그토록 중요한 것인지에 대한 궁금증을 모두 풀 수 있었다. 효소의 정체를 한꺼풀 벗긴 듯한 생각마저 들어 기분이 좋았다.

소화 효소를 소모시키는 식사법

병이나 노화를 방지하는 대사 효소를 원활하게 작용하도록 하려면 신선한 음식물이 지닌 식물 효소를 섭취하고, 가능한 한 소화 효소를 소모시키지 않는 형태의 식사를 해야 한다. 소화 효소를 소모시키지 않는 대표적인 식품에는 생선회나 발효 식품인 된장, 청국장, 간장 등이 있다.

나는 효소를 작용하게 하는 식사법으로 식사 전에는 알맹이로 되어 있는 효소 보조 식품을 먹는 것과 회식 때 효소 정제를 회식 전에 미리 먹는 방법을 이용했다. 이 방법에 대해 부정적인 견해도 있지만, 그 방법이 가장 편안하여 그냥 선택했다.

나는 음식을 먹을 때 큰 접시에 음식을 담아 놓고 각자가 개인 접시에 덜어 먹으며 시끌벅적하게 서로 이야기를 주고받는 것을 매우 좋아한다. 특히 친한 사람들끼리의 식사 때는 다른 사람의 요청이 없어도 내가 직접 음식을 덜어 주기도 한다. 술을 마시지 않는 나는 무료함도 달랠 겸해서 나서곤 하는데, 문제는 내가 이렇게 다른 사람들의 자잘한 시중을 들다 보니 의식하지 못하는 사이에 나 혼자서 거의 음식을 먹어 치우는 경우가 많았다.

그럴 때마다 회식을 끝내고 집으로 돌아가는 택시 안에 혼자 있을 경우엔 후회하기가 일쑤였다. 하지만 회식 전에 효소 정제를 먹기 시작하면서 과식을 해도 위가 더부룩하지 않고 그런 대로 편안해져서 후회를 덜 하게 되었다. 효소를 섭취하면 지방이 축적되기 어려워 더 이상 살이 찌지 않는 것만으로도 충분히 효과를 보고 있다고 판단했다.

효소 정제 등 효소 보조 식품을 선택할 때는 파파인 효소 등 단백질 분해 효소만 들어 있는 제품이 많으므로, 단백질뿐만 아니라 지방이나 당질도 분해하는 누룩곰팡이를 토대로 만든 효소가 들어 있는 것을 선택하는 것이 좋다.

효소를 작용하게 하는 또 다른 방법은 전자레인지를 사용하지 않는 것이다. 전자레인지는 순간적으로 소화 효소를 파괴하는 주범이므로 되도록 사용하지 않는 것이 좋다.

우리는 이미 전자레인지를 사용하는 것에 너무 익숙해져 있어, 특별히 따뜻하게 데울 필요가 없는 음식들마저도 습관처럼

전자레인지에 한 번 정도 돌려서 먹는 습관이 있다. 그러나 소화
효소를 파괴한다는 사실을 안 뒤로는 꾹 참고 사용을 하지 않고
있다.

모세혈관 운동

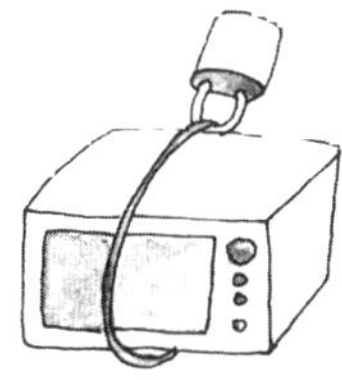

- 신선하게 먹을 수 있고 신선도가 높은 것은 가능한 한 날것으로 먹도록 하고, 조리를 할 경우에는 재빨리 데치거나 끓이거나 찌는 방법을 선택한다. 무엇보다도 전자레인지를 사용하면 순간적으로 식품의 효소를 파괴해 버리기 때문에 가능하면 전자레인지를 사용하지 않도록 한다.

- 정제 가공된 식품은 식품 안의 효소가 제거되었기 때문에 가능한 한 가공도나 정제도가 낮은 것을 선택한다.

- 소화하는 데 시간이 걸리는 고기나 생선 등 고단백질 식품을 먹을 때는 마늘, 생강, 양파, 파파야, 파인애플 등 단백질을 분해하는 효소가 풍부한 식품과 함께 먹는다.

- 식물 효소가 대량으로 함유되어 있는 생야채나 과일은 식사하기 전에 먹는다. 생야채나 과일은 주스로 만들어서 먹는 것이 더욱 효과적이지만, 주스를 먹을 경우에도 역시 식전에 마신다.

- 된장, 청국장, 간장, 요구르트 등 발효 식품을 많이 섭취한다.

- 음식 대신에 효소 보조 식품도 식전에 먹는 것이 좋다.

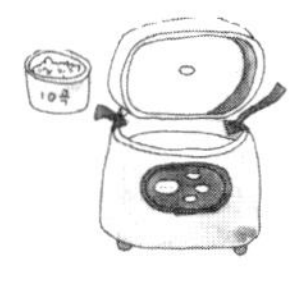

홈 닥터가 만든
완전식 10곡밥

식습관 고민을 한꺼번에 해결

"이쿠시마 씨는 여러 가지 건강법을 실천하고 있군요. 그것이 머릿속에 입력이 되어 나도 모르는 사이에 저절로 '이것만 따라 하면 건강하다'는 자신감이 생겨나 건강을 유지하는 데 도움이 되는지도 몰라요."

이런 건강 효과를 플라세포 효과라고 한다. 심료내과 의사인 데라시타 겐조우(寺下謙三 : 데라시타 겐조 클리닉 원장) 씨를 처음 만났을 때 들은 말인데, 그 말이 나에겐 플라세포 효과가 되었다.

데라시타 씨는 마음이 몸에 미치는 영향을 전문적으로 연구하고 있다. 이 연구는 '심리 의학' 분야에 해당되는 것으로 기존의 정신과나 심료내과에도 없는 새로운 영역에 해당하는 학문이다.

심리 의학을 응용하면 "이런 음식을 먹고 이것만 몸에 기(氣)로 사용한다"는 의식만으로도 몸에는 좋은 영향을 미치게 된다는 것이다. 다이어트를 할 때 매일 체중계에 올라가서 체중에 신경을 쓰지 않으면 안 된다고 뇌에게 자극을 줘서 뇌로부터 식욕을 억제하도록 신호를 보내는 것과 마찬가지다. 또 무엇을 먹었는지를 수첩에 일일이 기록해 두면 음식에 대한 자기 관리를 할 수 있게 된다. 다시 말해 마음이 몸을 끌어당긴다는 말이다.

데라시타 씨에 의하면, 현대인들의 식생활은 식물 섬유나 미네랄 등이 적게 함유되어 있는 반면, 지방이 많아 균형잡힌 식생활을 위해서는 근본 대책이 필요하다.

현재 홈 닥터로 명성이 자자한 데라시타 씨는 우리가 매일 하는 식사는 최대의 예방 의학이라는 지론을 갖고 있으며, 환자를 위한 식사나 운동법을 포함한 계획을 세워서 병을 진단하고 있다. 그래서 만들어 낸 것이 바로 '10곡밥'이다. 10곡밥은 한 번에 식물 섬유를 비롯하여 몸에 필요한 영양소를 모두 섭취할 수 있는 완전식으로서, 10가지 종류의 잡곡을 백미에 혼합시켜 먹을 수 있도록 만든 영양 보조 식품 재료이다.

10곡밥은 데라시타 씨의 가족들이 당뇨병을 앓고 있는 집안 내력으로 인하여 원래부터 혼식을 했던 방식에 바쁜 현대인의 특성에 맞게 간단하면서도 가볍게 잡곡을 섭취할 수 있도록 만든 것이다. 우리들이 보통 먹는 흰쌀에 10가지 곡식을 넣어서 밥을 지으면 부족한 식물 섬유 등을 한 번에 섭취할 수 있어 좋은 밥이 된다는 것이다.

10곡밥은 식물 섬유 집합체

이렇게 고안해 낸 10곡밥에는 보리, 율무, 수수, 메밀 등의 곡류에 검정깨, 들깨, 겨자씨 열매 등의 종자, 흰목이버섯 등 기능성에서 뛰어난 건강 식품 재료가 들어간다.

잡곡이라고 하면 나와 같은 세대들은 압도적으로 '맛없는 밥'이라는 이미지를 먼저 떠올린다. 그 당시엔 건강 때문에 잡곡을 먹었던 것이 아니라 가난했기 때문에 하얀 쌀밥보다는 잡곡을 더 많이 넣어서 먹었다.

하지만 잡곡류의 식물 섬유는 백미보다 몇 배나 많은 칼륨, 칼슘, 철, 아연, 마그네슘 등의 미네랄류와 비타민 B_1, B_2 등 비타민이 풍부하여 어느 한군데도 나무랄 데가 없는 완전식이다. 잡곡 이외의 재료도 식물 섬유가 풍부한 식품이기 때문에 10곡밥은 식물 섬유 덩어리라고 말할 수 있다. 식물 섬유를 한 번에 완벽하게 섭취하기를 원한다면 몇 가지 종류만 넣고 만들어서는 절대 안 된다.

잡곡과 같은 식물 섬유가 풍부한 식품을 평소에 자주 섭취하면, 위장이 좋아지고 면역력이 높아져서 병에 잘 걸리지 않는다. 뿐만 아니라 잡곡은 콜레스테롤을 낮추고 지방분을 줄이는 작용을 하기 때문에 자연히 다이어트에도 도움이 된다.

특히 콜레스테롤이나 중성 지방을 주의할 필요가 있다는 건강 진단을 받은 후 그 증거로 최근에 부쩍 살이 찌는 듯한 느낌이 드는 사람은, 혼식을 식사법으로 도입하면 콜레스테롤과 중성 지방이 감소되어 체중을 줄일 수 있다.

10곡밥은 콩 식품과 함께 먹으면 더욱더 완벽하기 때문에 일주일에 하루 정도는 '잡곡의 날'로 정하여, 집에서 식사를 하는 날에는 두부나 된장찌개를 반찬으로 함께 먹는 것도 좋은 방법 중의 하나다. 잡곡밥이 다 되어 갈 무렵에 김이 모락모락 나기 시작하면 빨리 먹고 싶은 생각이 들게 된다. 잡곡밥은 원래 씹으면 씹을수록 깊은 맛이 나기 때문에 평상시보다 오랫동안 잘 씹어서 먹는 것이 좋다.

또한 잡곡은 아토피성 등 알레르기 체질을 위한 대체식으로도 주목받고 있다. 아토피성 피부염으로 고생하던 나의 매니저는 10곡밥을 먹은 뒤부터 도시락을 사서 먹는 횟수가 줄어들었고, 몸무게도 3kg 정도 빠졌다. 특히 카레 덮밥에는 10곡밥이 더 잘 어울린다.

그리고 미용에 관심이 많은 젊은 여성들에겐 이제 율무는 먹기 싫은 음식이 아니라 건강과 미용에 아주 좋은 음식으로 생각이 바

뀌었다. 우리 아이들도 어렸을 때부터 10곡밥을 먹였더니 지금은
잡곡에 대한 선입관이 전혀 없다.

10곡식에 함유된 영양분

아마란서스

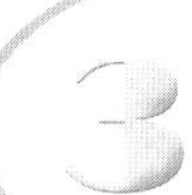

동, 칼슘, 철,
비타민 B_1 · B_2,
식물 섬유, 칼륨

메밀

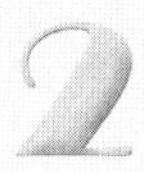

마그네슘, 루틴, 리진,
식물 섬유, 아연,
비타민 B_1 · B_6, 동,
니아신

검정깨

철, 아연, 칼슘, 니아신,
식물 섬유, 마그네슘,
비타민 B_1 · B_2 · B_6 · E,
카로틴, 동

겨자씨의 열매

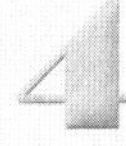

칼륨, 칼슘, 비타민
B_1 · B_2, 카로틴, 철

들깨

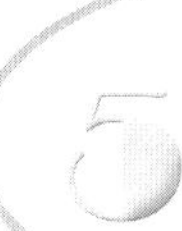

칼륨, 칼슘, 카로틴,
식물 섬유, 철,
비타민 B_1 · B_2,
니아신

보리

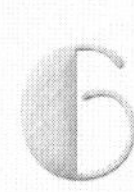

마그네슘, 아연,
식물 섬유, 동,
비타민 B_1 · B_6 · E,
니아신

수수

마그네슘, 아연,
식물 섬유, 동,
비타민 B_1 · B_2, 니아신

흰 목이버섯

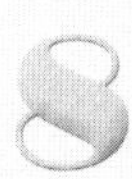

칼륨, 칼슘, 식물 섬유,
철, 비타민 B_1 · B_2 · D,
니아신

율무

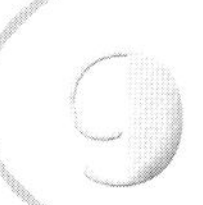

철, 칼륨,
비타민 B_1 · B_2,
니아신

쌀눈

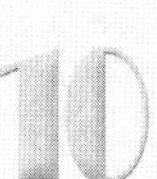

판토텐산, 엽산,
비타민 B_1 · B_2 · B_6 · E,
식물 섬유, 니아신

10곡밥 짓는 방법

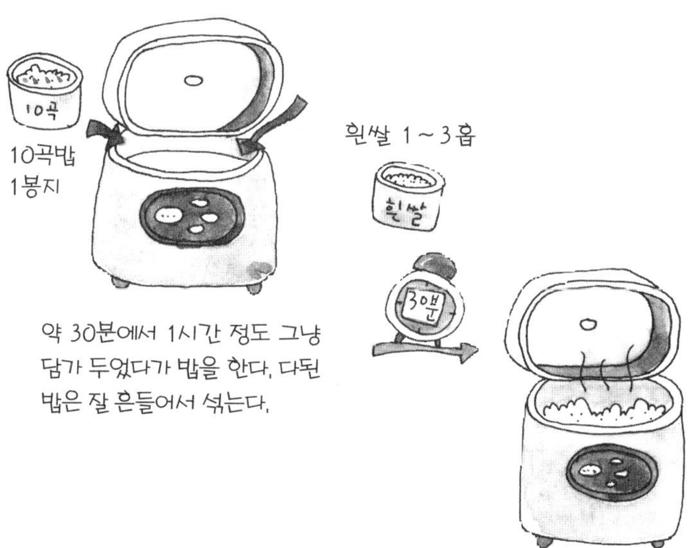

❶ 전기밥솥에 흰쌀 1～3홉 정도와 10곡밥 1봉지를 넣고 여느 때처럼
물을 넣는다.

❷ 약 30분에서 1시간 정도 그냥 담가 두었다가, 그 후 전기밥솥의 스
위치를 켠다.

❸ 밥이 완성되고 나면 잘 흔들어서 섞은 후에 먹는다. 단, 메밀 등 곡
물 알레르기가 있는 사람은 피하도록 한다.

화학물질의
독성을 제거하는 방법

화학물질은 흡수보다 배출이 중요하다

"이 식품에는 어떤 첨가물이 들어 있을까?"

"이 야채에도 농약이 잔뜩 묻어 있겠지?"

의식적이든 무의식적이든 몸에 나쁜 영향을 끼치는 식품의 화학물질에 대해서 걱정하는 사람들이 많이 있다. 하지만 화학물질과 관계가 없는 음식물을 찾는다는 것은 자연적인 것이든 가공된 것이든 현실에서는 오염되지 않은 음식물을 찾는 것 자체가 매우 어렵다.

최선의 방책은 먹지 않는 것 외에는 특별히 다른 방어 대책을 구할 수도 없다. 그리고 화학물질에만 신경을 쓰다 보면 정작 필요한 영양소를 섭취하는 데에도 소홀할 수밖에 없으므로 소모적인 논쟁을 계속 하는 것은 별 도움이 안 된다.

내가 화학물질의 흡수에 관심을 가질 때, 반대로 몸 속 깊이 흡수된 화학물질을 체내로 빨리 배출하는 방법으로 건강을 지킬 수 있다고 가르쳐 주었던 사람이 바로 복부영양전문학교 식품학 교수인 스즈끼 후미오(鈴木章生 : 영양 관리사) 씨였다.

스즈끼 교수와 만났을 당시는 나의 식욕과 체중이 최고조에 달하던 가을 무렵이었다. 스즈끼 교수는 살이 찌기 쉬운 체질인 내 몸에 많은 신경을 써 주는 사람 중의 한 사람이기도 하다.

화학물질의 독성을 배출하는 식물 섬유

스즈끼 교수에 의하면, 야채나 버섯, 곡류 및 콩류 등에 포함되어 있는 식물 섬유를 듬뿍 섭취하면 화학물질을 몸 밖으로 배출하기가 훨씬 쉽다.

내가 진행하던 라디오 프로그램에서도 같은 내용을 방송한 적이 있었는데, 그때 청취자의 반응은 예상 밖으로 높았다. 당시엔 화학물질에 대한 위험성만 알려져 있었지, 그것을 경감 또는 배출할 수 있는 방법을 알 수 있는 기회가 없었기 때문이다.

식물 섬유가 화학물질을 잘 배출할 수 있는 이유는 다음과 같다.

첫 번째, 식물 섬유는 소화 효소로 소화되지 않는 영양소이며, 콜레스테롤의 흡수를 억제하고, 동맥경화를 방지하며, 나트륨을 배출하여 혈압을 낮추고, 포도당의 흡수를 완만하게 하여 당뇨병을 막는 등 인체에서 병의 원인이 되는 물질의 흡수를 막고 변으로 내보내는 작용을 한다. 식물 섬유의 이런 작용들은 화학물질에 대해서도 예외가 아니다. 이미 몸 속에 들어가 있는 화학물질을 식물 섬유가 흡착하여 변으로 배출시키는 작용을 하기 때문이다.

두 번째, 식물 섬유는 연동 운동을 활발하게 하여 신속하게 배변을 하게 하는 배변 촉진 작용이 있기 때문에, 체내에 흡수된 화학물질의 체류 시간이 짧아진다. 즉 식물 섬유가 화학물질을 재빨리 쫓아 내는 작용을 하는 것이다.

세 번째, 식물 섬유는 장내의 나쁜 균―대장균, 살모넬라균 등―을 줄이고, 좋은 균―비피더스균 등―을 늘려서 장내 환경을 정돈하는 작용이 있다. 장내 환경을 정돈하면 저항력이 높아지고 정돈하지 않으면 저항력이 떨어지게 된다. 저항력이 떨어지면 'O157' 식중독에 걸리기 쉽고 당연히 다른 병에도 잘 감염된다.

나쁜 균은 나이가 들면 들수록 늘어나는 것이지만, 화학물질이 첨가된 가공 식품이나 동물성 식품의 섭취에 따라서 더 많이 늘어난다. 그러므로 화학물질이 첨가된 가공 식품을 먹고 나쁜 균이 증가한 몸에는 식물 섬유가 많이 포함된 식품을 먹어서 장속의 환경을 정돈해 주면, 화학물질의 영향에 의한 저항력의 저하를 막을 수 있다.

이 같은 작용을 지닌 식물 섬유는 녹황색 야채에 많이 있지만, 녹황색 야채에 포함된 엽록소의 클로로필 등에서도 장 속 세균의 균형을 유지하는 작용이 있다. 우선 식물 섬유와 엽록소를 포함한 녹황색 야채를 최우선으로 생각하고, 녹황색 야채 이외의 식물 섬유가 많은 야채나 콩류, 곡류, 해조류 등을 섭취하는 것이 화학물질의 독성을 제거하는 식사법이다.

대변의 색깔이나 냄새가 중요한 이유

화학물질의 유해성으로부터 우리 몸을 지키기 위해서나 건강의 또 다른 측면을 생각해서라도 식물 섬유는 매일 20~25g 정도 섭취하지 않으면 안 된다.

나의 경우엔 식물 섬유가 많이 포함된 야채 가운데 양배추를 제일 좋아하고, 양배추를 잘게 찢어서 다른 반찬 대신으로 먹는다. 하지만 그것만으로 식물 섬유의 양이 충분한지는 잘 알 수가 없다.

스즈끼 교수는 매일 우리가 배설하는 대변의 양과 냄새로 자신이 섭취하는 식물 섬유가 충분한지 아닌지를 간단하게 알 수 있다고 했다. 식물 섬유를 많이 섭취하면 변통 촉진 효과 때문에 대변의 양은 많아지고, 체내에 오랫동안 남아 있지 않으며, 또한 장내 세균의 알맞은 균형으로 인해 장내가 산성이 되어 비교적 대변에서 냄새가 나지 않는다.

즉 내가 대변을 보고 난 뒤에 다른 사람이 화장실에 들어갔을 경우, 인상을 찡그릴 정도로 강렬한 악취가 나는 대변은 나쁜 균이 너무 많다고 생각해도 좋다는 것이다. 강렬한 악취의 대변을 본 사람은 화학물질에 약해지기 쉽고, 고혈압이나 당뇨병 등 성인병에도 걸리기 쉽다.

식물 섬유의 필요 섭취량을 섭취하고 난 뒤에 보는 대변은 냄새가 지독하지 않고 황갈색으로 부드럽게 잘 나오는 변이기 때문에, 대변의 색깔이나 냄새로 식물 섬유의 양이 충분한지 부족한지를 판가름할 수 있다.

육식동물의 대표자라고 할 수 있는 사자의 변을 조사해 보면 의외로 나쁜 균이 적다고 한다. 사자는 잡은 먹이의 장부터 먼저 먹는데, 사자가 제일 먼저 먹는 초식동물의 장 속에는 엽록소와 식물 섬유가 응축되어 있다. 그런 까닭으로 육식동물인 사자의 변에서는 나쁜 균을 거의 찾아볼 수가 없다.

화학물질의 유해성으로부터 자신의 몸을 건강하게 지키고 싶다면 오늘부터라도 자신의 대변을 잘 관찰해 보도록 하자.

가공 식품을 잘 먹는 방법

그러나 식물 섬유가 많은 야채라 하더라도 토양에 화학물질이 많이 함유되어 있을 가능성도 배제할 수는 없다.

이럴 경우를 대비해 흐르는 물에 여러 번 깨끗하게 씻거나, 껍질이 있는 것은 가능한 한 껍질을 벗기고 먹거나, 데쳐 먹을 수 있는 야채는 뜨거운 물에 살짝 데치는 조리법을 선택하는 것이 좋다. 또 착색제나 보존제 등 식품 첨가물을 사용한 가공품에 대해서는 한 번 더 데쳐 내고 먹는다.

예를 들면, 컵 라면은 뜨거운 물을 부었다가 바로 그 뜨거운 물을 따라 버리고 다시 또 한 번 뜨거운 물을 부어서 먹는 것이 좋다. 인스턴트 라면도 마찬가지로 냄비에 뜨거운 물을 끓여서 그 물에 재빨리 면만 데쳤다가 다시 다른 냄비의 뜨거운 물에 면과 스프를 넣고 끓여서 먹는 것이 좋다. 또 소시지나 햄은 한 번 정도 살짝 데치거나 볶아서 먹는 것이 좋다.

그렇다면 데쳐 먹을 수 없는 스낵 과자 등은 어떻게 먹는 것이 좋을까? 기름의 유해성을 방지하는 참깨와 함께 먹거나, 지방을 분해하는 비타민 K나 비타민 C를 포함한 사과나 키위 등과 같이 먹도록 한다.

식물 섬유가 많이 들어 있는 음식

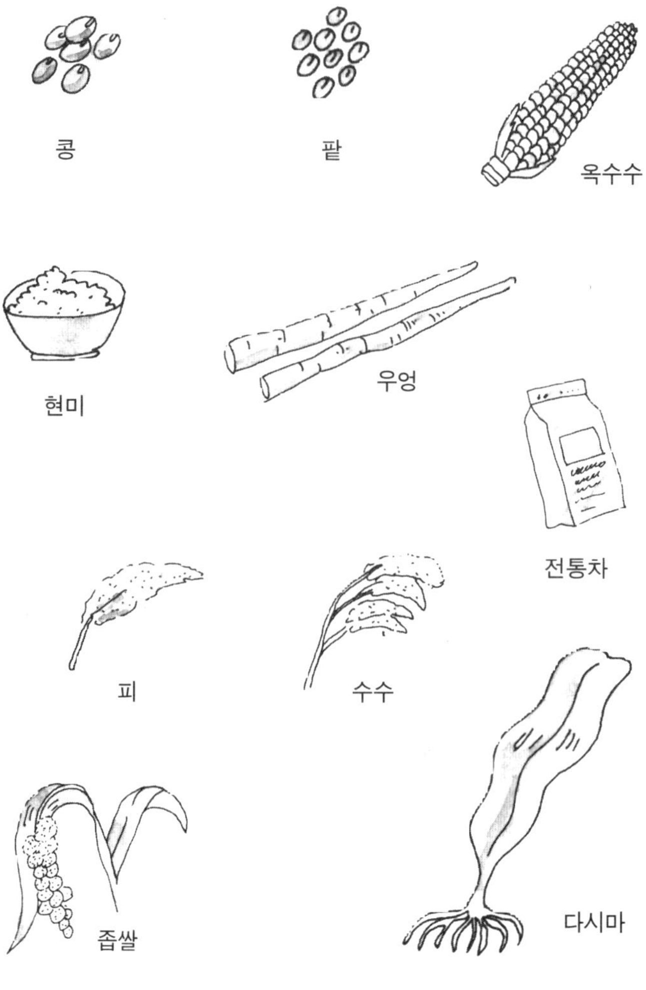

화학물질의 독성에 좋은 음식

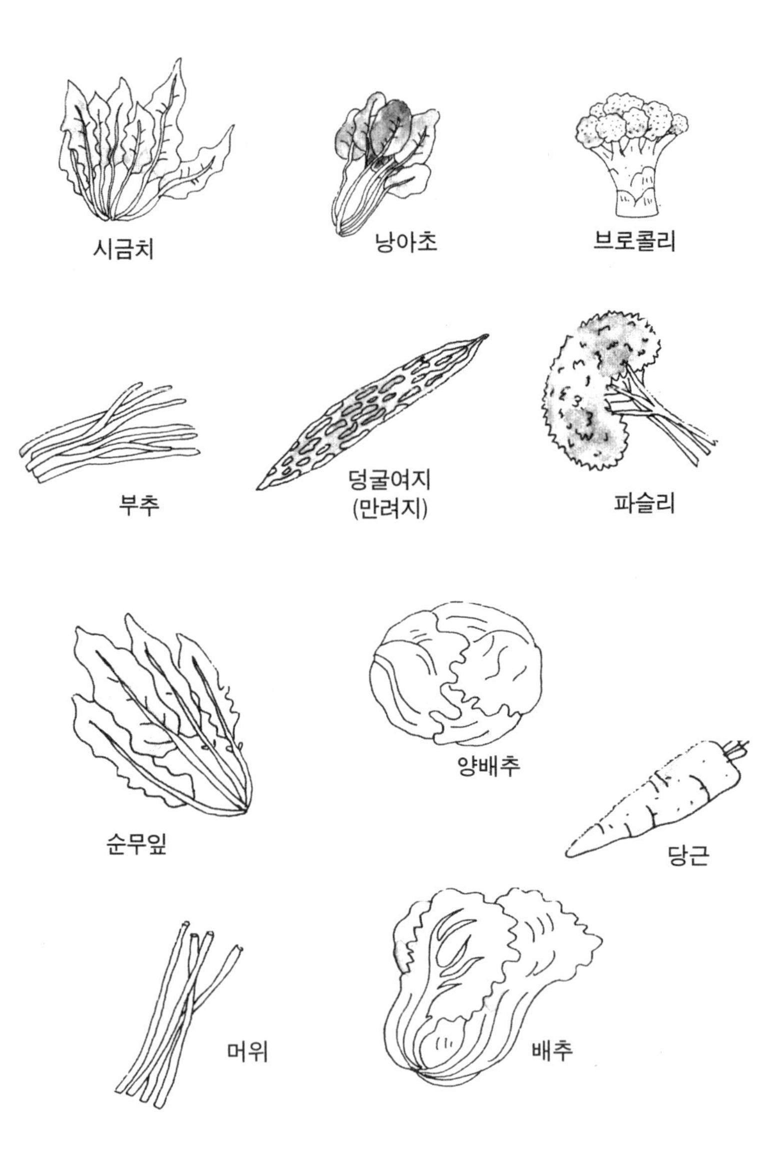

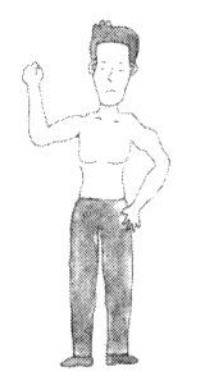

체질에 맞는
음식물을 아는 독체술

모든 음식이 다 좋은 것은 아니다

동양 의학에서 말하는 나의 체질은 '습담(濕痰)'에 해당한다.

나는 2년 전에 동양 의학으로 체질을 읽는 '독체술(讀體術)'을 창시한 의학 박사이며 한방에도 능통한 센토우 세이시다로우(仙頭正四郎 : 센토우 클리닉 원장) 씨에게 동양 의학으로 건강 진단을 받았다. 그 이후로 나는 센토우 클리닉으로 2개월에 한 번 정도 한방약을 처방받으러 간다.

습담은 물이 몸 안에 잔뜩 고여 있는 체질이기 때문에 그 여분의 물을 몸 밖으로 내보내는 작용에 도움을 주는 한방약 '육군자탕(六君子湯)'과 아울러 그때마다의 체질을 개선하는 한방약이나 양약을 처방 받고 있다. 또한 계절마다 내 체질에 맞는 식사 방법도 조언을 받고 있다.

여기에서 체질에 맞는 식사 방법은 매우 중요하다. 아무리 몸에 좋은 음식을 먹고 건강에 신경을 쓰더라도 자신의 체질에 맞지 않는 식사법을 하고 있으면 건강한 몸을 유지하기가 힘들다.

그렇다면 자신의 체질에 맞는 식사법은 어떻게 알 수 있을까? 자신에게 적합한 식사법을 알기 위해서는 먼저 자신의 체질에 대해 정확하게 아는 것이 필요하다.

체질을 알기 위해서는 서양 의학이 아니라 동양 의학으로 체질에 대해서 알아둘 필요가 있지만, 이 책에서는 체질 감별법을 간단하게 다룰까 한다.

센토우 씨에 의하면, 동양 의학에서는 몸의 작용을 생명에너지로 보아 원기를 의미하는 기(氣), 체온을 따뜻하게 지탱하는 기인 열(熱), 몸의 영양이 되는 혈액과 그 작용을 하는 혈(血), 몸을 윤택하게 하는 수분과 그 작용을 하는 진액(津液) 등의 4가지로 분류한다.

그리고 기·열·혈·진액 등 각각 작용의 과부족에서 일어나는 특징으로 기가 과잉된 기체(氣滯)와 기가 부족한 비허(脾虛), 열이 과잉된 습열(濕熱), 열이 부족한 신양허(腎陽虛), 혈이 과잉된 혈어(血瘀)와 혈이 부족한 혈허(血虛), 진액이 과잉된 습담(濕

痰), 진액이 부족한 음허(陰虛) 등 8가지 체질로 나눈다.

이 8가지 체질은 사람마다 몸매나 피부색이 다르고, 땀을 너무 많이 흘리는 등 그에 따른 각각의 특징이 있다. 또 살이 찌기 쉽다거나 위장에 병이 생기기 쉽다는 등 체질의 경향을 알 수 있는 증상이나 병이 있다. 따라서 각각의 체질에 맞는 식사법이 있고, 음식도 체질에 따라서 적합한 음식과 부적합한 음식으로 나눠진다.

동양 의학에서는 음식을 비타민이나 단백질 등의 영양가로 보지는 않는다. 하나의 음식으로 물을 내보내는 음식, 몸을 촉촉하게 적시는 음식, 몸을 차갑게 하는 음식 등의 성질로 나눠서 생각하기 때문에 체질에 의한 음식의 분류를 비교적 쉽게 할 수 있다.

예를 들면, 녹차는 옛날부터 '양생의 선약'이라고 불릴 만큼 성인병 예방에 탁월한 효과가 있으므로, 녹차는 건강에 아주 좋은 차라고 말할 수 있다. 하지만 녹차는 몸을 차게 하는 성질을 가지고 있어 체내에 물이 많이 고인다. 나의 경우처럼 몸에 물이나 냉기가 모여서 잘 붓는 습담 체질인 사람의 경우에는 하루에 한두 잔 정도만 마시는 것이 좋고, 이런 체질엔 녹차가 오히려 건강을 해롭게 한다.

또 몸에도 좋고 칼로리도 억제할 수 있기 때문에 먹고 싶지 않을 때도 토마토나 오이 샐러드를 무리해서 많이 먹는 경우가 종종 있는데, 오이나 토마토는 생것으로 먹으면 몸을 차갑게 하여 몸에 물을 고이게 하는 작용이 있다. 따라서 많이 먹으면 몸에 부종을 일으킨다. 몸이 부으면 바로 살이 찌는 것과 연관되기 때문에, 나는 체질상 이런 식사법이 맞지 않는다. 결국 야채 샐러드만으로 배가 부르게 먹는 식사는, 나의 경우에 야위기는커녕 오히려 살이 찌기 쉬운 식사법이다.

이런 식사법들은 건강을 위해 생각해서 먹은 것이 실제로는 건강을 오히려 해치는 꼴이 되는 것이다. 따라서 일반적으로 몸에 좋다고 하는 음식들이 모두 자신에게도 좋은 것은 아니라는 것을 항상 기억해 둘 필요가 있다.

체질에 따라서 가려 먹자

자신의 체질을 알려면 평상시의 피부, 혀, 변의 상태 등 100가지 정도의 질문 항목을 통하여 체질을 알 수 있다.

여기서는 차신의 모습이나 형상, 그리고 평상시 몸의 상태나 거동 등을 통하여 자신의 체질 형태를 알 수 있도록 정리했다. 여러 가지 몸의 특징 가운데 혀는 몸의 상태를 잘 나타내는 부분이므로, 혀의 상태가 체질 판별의 포인트가 된다.

체질별로 적합한 음식과 부적합한 음식이라는 형태로 표시되어 있지만, 적합한 음식도 지나치게 많이 섭취하면 오히려 역효과를 일으킬 수도 있다. 자기 체질에 적합한 음식이라고 해서 그것만 편식하거나 반대로 체질에 부적합한 음식이라고 해서 입에 대지도 않는 것은 바람직한 식습관이 아니다. 한 종류의 음식만을 먹거나 아예 먹지 않는 것은 피하는 것이 좋다.

그리고 자기 체질이 반드시 하나의 체질에 한정되지 않는 경우도 많다. 예를 들면, 나는 습담 체질이지만 수면 부족이나 휴일 결핍증에 의한 육체적·정신적인 스트레스 등으로 기체 체질의 증상도 어느 정도 있다. 따라서 나는 습담과 기체의 양쪽 체질 식사법을 참고로 하여 식사를 한다. 자신이 양쪽 체질일 경우에는 두 가지 식사법을 잘 참고하여 병행하는 것이 좋다.

몸의 소리를 잘 듣는 것이 중요하다

나는 체질 검사 결과 기본적으로 건강 체질인데 너무 지나치게 몸에 좋다는 음식들을 섭취하는 경향이 있다는 지적을 받았다. 지금까지 일부러 몸을 생각해서 먹었던 것 중에서 오히려 건강을 해치는 음식도 있었고, 생각 없이 닥치는 대로 이것저것 마구 먹었던 것 같다.

그리고 나는 배가 고프지 않아도 밥 시간이 되면 하루에 아침, 점심, 저녁을 꼬박꼬박 시간 맞춰서 먹지 않으면 안 된다는 강박관념을 가지고 있었다. 결국 식사량이 너무 많아도 위장에 부담이 된다는 사실을 알게 되었다.

내가 이렇게 질이나 양적인 측면에서 과잉 섭취하게 된 것은 내 체질을 잘 몰라서 일어난 일이기도 하지만 그 이전의 문제도 있었다. 내적인 면에 신경 쓰지 않고 외적인 것에 치중하느라 몸이 말하는 소리를 듣지 하지 않았기 때문이다. 몸은 본래부터 좋아지는 쪽으로 치우치는 힘을 지니고 있다고 한다. 그 힘을 내기 위해서는 외적인 면에 치중하기보다는 내적인 몸의 소리를 듣는 일에 더 집중해야 한다.

즉 '나른하다' 는 것은 활동을 그만두고 휴식을 취하고 싶다는 뜻이며, '목이 마르다' 는 것은 수분이 부족하기 때문에 뭔가를 마시고 싶다는 뜻이며, '설사나 구토' 는 불필요한 음식이므로 밖으로 내보내고 싶다는 뜻이며, '구역질' 은 음식을 위에 넣고 싶지 않다는 몸의 소리인 것이다. 그 소리를 무시하고 외적인 모습만 생각하여 정력제로 원기를 회복하거나 약으로 설사를 억제하려고 하면, 몸은 회복될 가능성이 없을 뿐만 아니라 오히려 회복하는 것을 방해한다.

감기 때문에 열이 심하게 난다고 하자. 대부분의 사람들은 해열제를 먹고 재빨리 열을 내리려고 할 것이다. 이런 행위도 외적인 면에만 치우친 경향이 있고, 내적인 몸의 소리를 전혀 듣지 않는 것이다. 일부러 열을 내서 감기 균을 밖으로 내쫓기 위해 그 열을 도중에 강압적으로 떨어뜨리는 것은 오히려 감기를 오랫동안 앓게 하는 잘못된 섭생일 경우도 있다.

이럴 때는 차라리 두꺼운 이불을 덮고 땀을 푹 내면서 잠을 자거나, 소화가 잘되는 따뜻한 음식을 먹거나, 갈근탕 등 열을 내는 역할을 하는 한방약 등을 마시는 것이 몸의 소리를 잘 듣는 방법이다. 즉 감기를 치료하려면 우선 내적인 몸의 소리를 듣고 난 다음에 자신의 체질에 맞는 음식이나 몸의 작용을 방해하지 않는 음식을 섭취하면 자신의 몸이 자연스럽게 저절로 치료되는 것이다.

우리는 건강 식품이나 몸에 좋은 음식을 섭취하기 전에 자신의 몸을 신뢰하는 것부터 시작해야 한다. 내가 너무 건강 식품이나 음식을 많이 섭취한 것은 몸을 신뢰하는 마음의 부족에서 나온 행동들로 볼 수 있다. 몸을 지나치게 걱정하여 과도한 보호를 하기보다는 스스로 치료하는 힘을 지니고 있는 자신의 몸을 신뢰하는 것이야말로 진정한 건강에 이를 수 있는 방법이다.

기 과잉 체질의 식사법

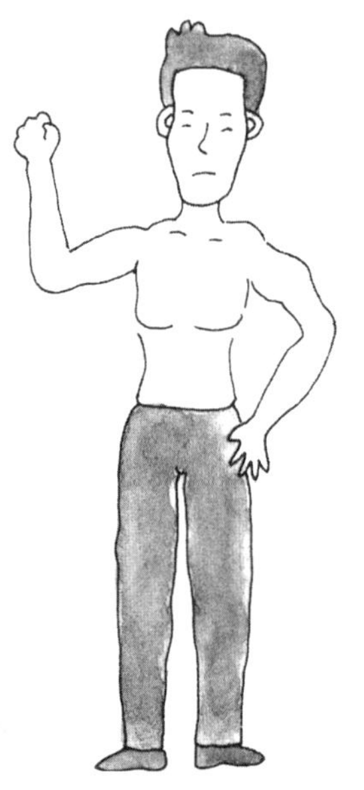

기체(氣滯) : 기의 흐름이 나쁘고 원활하지 않아 기의 충만과 부족이 동시에 있어 불안정하다.

충혈된 듯하며 예리한 눈매를 가졌고, 몸은 가늘지만 근육질이다.

- **몸의 특징** : 몸매는 가늘지만 근육질이며, 실제보다도 키가 커 보인다. 충혈된 듯하며 예리한 눈매를 가졌고, 혀는 주변이나 가장자리가 다른 부분에 비해서 매우 빨갛다.

- **몸의 모습** : 방귀와 트림이 많고, 꼼꼼하면서 신경질적이고, 무리를 하면 정신적으로 불안정해지고, 기운도 함께 없어진다. 또 한숨을 계속해서 내쉰다.

- **걸리기 쉬운 병상이나 병** : 두통, 위통, 어깨결림, 귀울림 등의 결림 증상이나 통증이 항상 있다. 몸 전체가 가렵거나 감기, 신경증, 자율신경 실조증, 생리통 등이 있다.

- **올바른 식사법** : 걱정을 하면서 식사를 하지 말고, 항상 즐거운 마음으로 천천히 식사를 하도록 한다.

- **적합한 음식** : 무, 샐러리, 게, 벌꿀, 두부, 후추

- **부적합한 음식** : 파슬리, 마늘, 호두, 요구르트, 증류술의 스트레이트

기 부족 체질의 식사법

비허(脾虛) : 기가 부족하여 생명력을 보충하는 작용이
　　　　　약하다.

겉으로 보는 것만으로도 힘이 부족하게 보이며, 빈
약하고 야윈 체형이다.

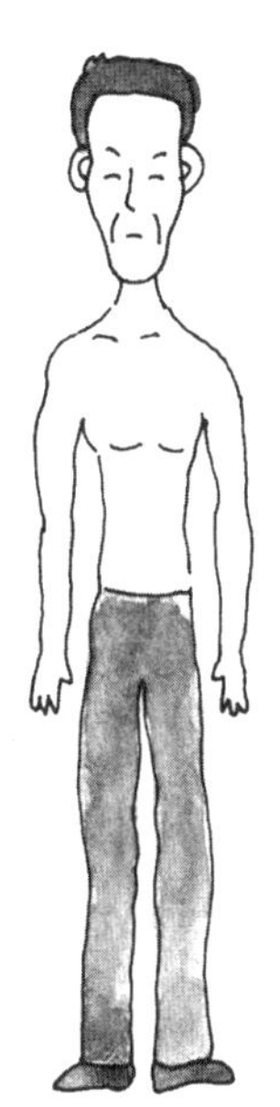

- **몸의 특징** : 피부가 희고 연약하며, 야윈
  체형이다. 겉으로 보는 것만으로도 힘이
  부족해 보이고, 지나칠 정도로 피로한 기
  색을 보이며, 혀는 새하얗다.

- **몸의 모습** : 식욕이 없다. 말수도 적고, 목
  소리나 표정에 기운이 없고, 추위에 약하
  며, 조금만 움직이면 땀이 난다. 숨이 차
  거나 두근거리는 증상을 느낀다.

- **걸리기 쉬운 병상이나 병** : 위가 체한 듯한 증상, 배가 당기는 증상,
  설사, 변비, 저혈압, 수족의 권태감, 일어설 때 느끼는 현기증, 위
  하수, 신장하수, 탈항, 만성기관지염

- **올바른 식사법** : 무리하게 너무 많이 먹지 말고, 시간에 맞춰서 먹는
  것보다 배가 고플 때마다 먹는 것이 좋다. 날것 · 과일 · 차가운 음
  료수 등은 너무 많이 먹지 않는다.

- **적합한 음식** : 감자, 브로콜리, 마늘, 포도, 가다랭이, 전갱이, 데
  운 술

- **부적합한 음식** : 가지, 오이, 토마토, 유제품, 김, 낙지, 문어

열 과잉 체질의 식사법

습열(濕熱) : 열과 기가 잘 돌지 않고 탁하고 걸쭉한 것이 체내에 가득 차 있다.

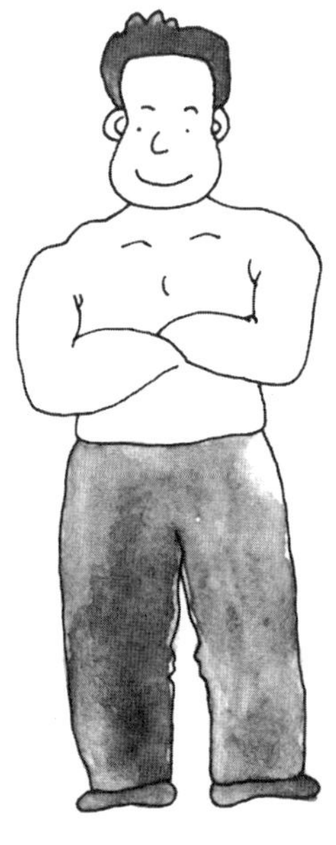

불그레한 얼굴로 피부에 윤기가 흐르며 야무지고 튼튼한 비만형이다.

● **몸의 특징** : 야무지고 튼튼한 체격의 비만형이다. 불그레한 얼굴에 피부는 윤기가 난다. 여드름 같은 것이 많이 나고, 머리카락이 얇다. 혀는 붉은 기가 강한 표면에 설태가 비교적 두껍게 덮여 있다.

● **몸의 모습** : 땀이 많이 나고, 식욕이 왕성하고, 물이나 술을 벌컥벌컥 마시고, 목소리가 크다.

● **걸리기 쉬운 병상이나 병** : 습진이 화농되기 쉽고, 축농증, 화분증, 결막염, 중이염, 아토피성 피부염, 기관지염, 대장염, 전립선염 등 화농성의 염증, 당뇨병, 고지혈증 등에 잘 걸린다.

● **올바른 식사법** : 차가운 상태에서 음주는 절대 금물이며, 맛이 진하고 칼로리가 높은 것을 피한다.

● **적합한 음식** : 양파, 배추, 가지, 양하, 우엉, 레몬, 전복

● **부적합한 음식** : 마늘, 치즈, 장어, 참깨, 물 대신에 마시는 우유나 드링크 요구르트, 구기자 열매, 당근 등 자양 강장이 되는 건강식, 데운 술

열 부족 체질의 식사법

신양허 (腎陽虛) : 열이 부족하여 선천적으로 생명력
　　　　　　　　 의 축적이 없다.

**피부가 하얗고 야위어 보이지만 통통한 편이며, 자
세가 나쁘다.**

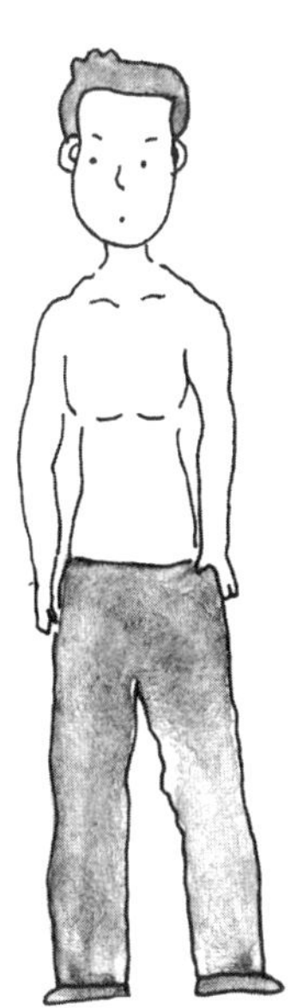

- **몸의 특징** : 야위어 보이지만 통통한 체형이
  다. 피부가 하얗고 골격이 작은 편이다. 머
  리카락은 가늘고 얇으며 자세가 나쁘다. 혀
  는 붉은 기가 적게 보이고, 혀 안쪽 부분에
  설태가 많이 끼어 있다.

- **몸의 모습** : 춥다거나 차갑다는 말을 입버릇
  처럼 항상 하고, 화장실에 자주 가고, 다리와
  허리에 피곤을 쉽게 느낀다.

- **걸리기 쉬운 병상이나 병** : 감기, 수족 냉증, 뼈나 이가 약하고, 냉방
  병, 임포텐츠, 무정자증, 월경 이상, 전립선 비대증, 신염, 헤르니
  아, 류머티즘

- **올바른 식사법** : 냉장고에 보관된 찬 상태의 음식이나 음료는 피하
  고, 상온으로 되돌아왔을 때 먹는다. 특히 차가운 느낌이 드는 음식
  은 가능한 한 먹지 않는 것이 좋다.

- **적합한 음식** : 마늘, 부추, 생강, 호두, 닭고기, 양고기, 장어

- **부적합한 음식** : 녹미채, 우엉, 토마토, 딸기, 수박, 바나나, 감

혈 과잉 체질의 식사법

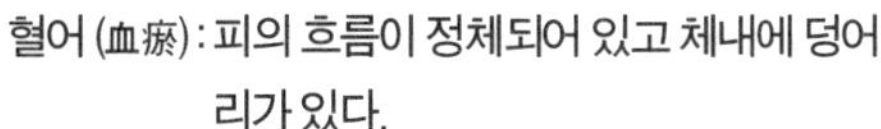

혈어 (血瘀) : 피의 흐름이 정체되어 있고 체내에 덩어리가 있다.

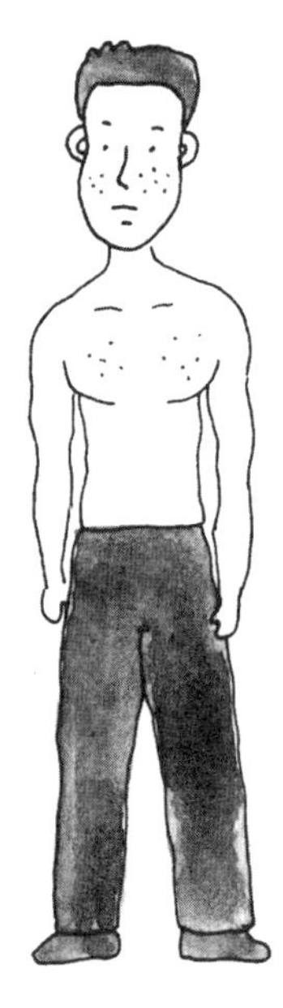

피부가 검고 기미와 주근깨가 많다. 울퉁불퉁한 근육질의 체형이다.

- **몸의 특징** : 근육질로 몸 전체가 울퉁불퉁한 인상이며, 피부가 검고 거무칙칙하고 거칠거칠한 주근깨와 기미가 많다. 입술과 잇몸, 손톱 색이 보라색을 띠고 있다. 혀는 전체가 보라색을 띠고 있고, 혀 밑은 정맥이 크게 부풀어올라 있다.

- **몸의 모습** : 상처의 흔적이나 햇볕에 탄 자국 등 피부에 상처가 잘 남는다. 변비에 잘 걸리며 손발 저리는 증상이 자주 일어난다.

- **걸리기 쉬운 병상이나 병** : 변비, 피하출혈, 정맥류, 두통, 어깨결림, 뇌경색, 뇌출혈, 뇌동맥류, 심근경색, 신경통, 자궁근종, 생리불순

- **올바른 식사법** : 심하게 목이 마르지 않으면 물을 마시지 않는 등 몸에 여분의 수분이 고이지 않도록 한다. 차가운 음식은 되도록 적게 섭취하는 것이 좋다.

- **적합한 음식** : 가지, 부추, 샐러리, 정어리, 낙지, 문어, 다시마

- **부적합한 음식** : 생야채 샐러드, 토마토, 배, 주스, 맥주

혈 부족 체질의 식사법

혈허(血虛) : 피가 몸에 부족하여 영양이 온몸으로 전
　　　　　해지지 않는다.

핏기가없고 입술이 하얗다. 근육이 없는 체질이다.

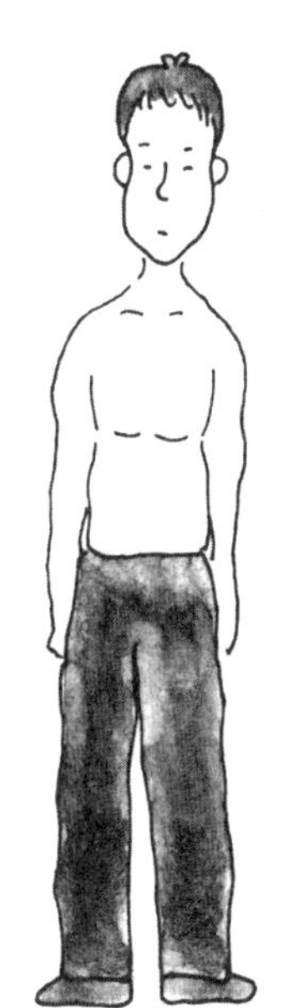

- **몸의 특징** : 근육이 없는 몸매로 안색에 핏기가 없어서 하얗고 입술도 하얗다. 피부가 거칠고 윤기가 없다. 머리카락이 잘 빠지고 손톱은 잘 갈라진다. 혀는 옅은 색으로 하얗다.

- **몸의 모습** : 피곤한 표정으로 어둡고, 식욕이 없으며, 꿈을 자주 꾼다.

- **걸리기 쉬운 병상이나 병** : 일어설 때 생기는 현기증, 두근거림, 불면증, 안정피로, 빈혈, 생리불순, 탈모증, 근시·원시·난시의 시력장애, 말초신경장애, 치매, 불안신경증

- **올바른 식사법** : 피를 늘리기 위한 식품을 주로 섭취한다.

- **적합한 음식** : 당근, 시금치, 녹미채, 호박, 간, 돼지고기, 방어

- **부적합한 음식** : 샐러리, 미나리, 호두, 양하, 신나몬

진액 과잉 체질의 식사법

습담 (濕痰) : 여분의 진액이 체내에 모여 있기 때문에 기와 혈과 열이 방해를 하고 있다.

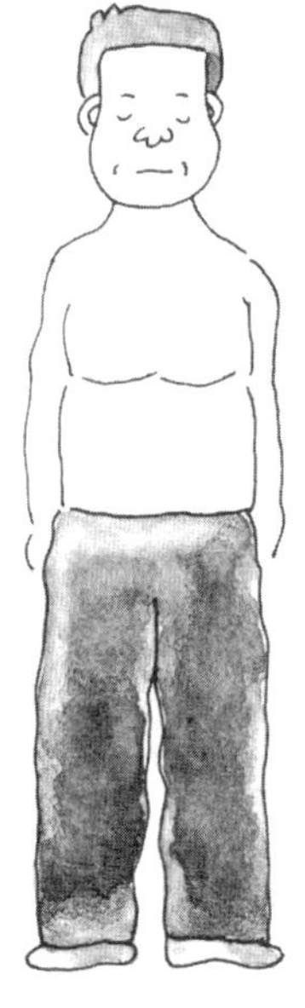

부드럽고 피부가 하얗고, 부어 있는 듯한 비만형이다.

- **몸의 특징** : 피부가 부드러우면서 하얗고, 부어 있는 듯한 물집 비만 체형이다. 혀는 두껍고 크게 느껴진다.

- **몸의 모습** : 금방 땀이 나고 목이 마르지 않아도 마실 것을 입으로 가져간다. 쉽게 잠이 들고 한숨을 많이 내쉰다.

- **걸리기 쉬운 병상이나 병** : 권태감, 현기증, 두통, 숨이 찬 증상, 고혈압, 대장염, 대하포진, 녹내장, 심부전, 화분증, 기관지염, 우울증

- **올바른 식사법** : 필요 이상으로 먹는 버릇과 수분을 너무 많이 섭취하는 버릇을 고친다.

- **적합한 음식** : 두릅, 콩, 누에콩, 파, 호박, 닭고기, 다시마

- **부적합한 음식** : 배, 가리비, 우유, 찹쌀, 식초, 맥주

진액 부족 체질의 식사법

음허(陰虛) : 몸을 윤기 나게 하는 진액이 부족하고 몸
          전체에 건조함이 느껴진다.

피부나 입술이 쉽게 건조해지고, 야윈 체형이다.

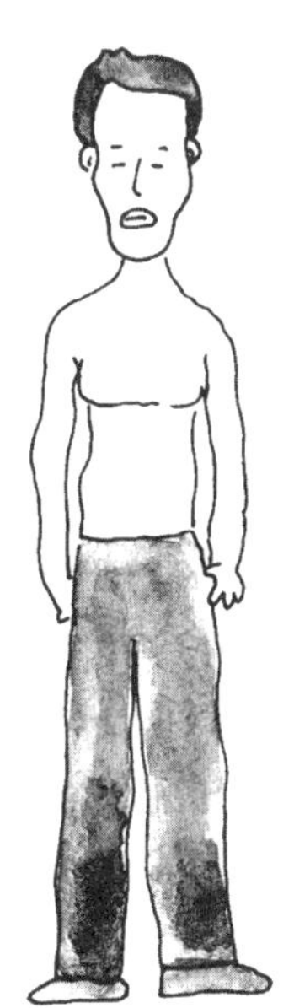

- **몸의 특징** : 야윈 체형으로 피부나 머리카락
  이 건조하거나 생기가 없다. 얼굴은 칙칙한
  느낌의 붉은 기를 띠고 있으며, 입술은 딱
  딱하거나 갈라진다. 혀는 칙칙한 느낌의 생
  기 없는 붉은 색을 띠고 있으며 설태는 별
  로 없다.

- **몸의 모습** : 쉰 듯한 목소리로 헛기침을 하
  고, 식은땀을 흘리고, 꿈을 자주 꾼다.손바
  닥이나 발바닥이 뜨거운 편이다.

- **걸리기 쉬운 병상이나 병** : 변비, 요통, 현기증, 귀울림, 구내염, 불
  면증, 만성기관지염, 위궤양, 십이지궤양, 갱년기 장애

- **올바른 식사법** : 강장 효과가 높은 음식이나 열을 내게 하는 음식을
  너무 많이 먹지 않도록 한다.

- **적합한 음식** : 목이버섯, 토마토, 포도, 배, 참깨, 우유, 흑설탕

- **부적합한 음식** : 마늘, 파, 양상추, 팥, 후추, 고추, 증류술의 스트레
  이트

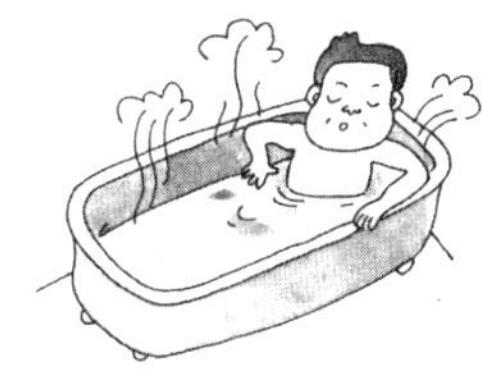

병을
물리치는 건강법

4

숨겨진 뇌경색을 발견하라

40대부터 시작되는 숨겨진 뇌경색

불과 몇 시간 전까지 기자의 질문에 진지하게 대답하고 공무를 집행하던 한 나라의 총리가, 그 후 몇 시간 뒤에 뇌경색으로 쓰러져 죽음을 맞이할 것이라고 상상할 수 있는 사람이 이 세상에는 과연 몇이나 될까?

아마도 그 뉴스를 접한 사람들은 한결같이 "그런 일은 이후 나에게도 일어날 수 있는 일"이라는 생각을 떨쳐 버리지 못했을 것이다. 이를 반증이라도 하듯 그 사건 이후에 자신의 나이와는 상관없이 뇌경색을 걱정하는 사람들이 급증했다. 매스컴들은 앞다투어 뇌경색에 관한 특집 기사를 실었고, 뇌 관련 전문 병원에는 사람들의 문의와 예약이 줄을 이었다.

나는 우연히도 그 총리가 뇌경색으로 쓰러지기 1개월 전에 연재하고 있던 건강 잡지의 기획안 때문에 뇌경색의 전 단계인 '숨겨진 뇌경색'에 대해서 취재를 한 적이 있다. 그때 뇌신경 외과 의사인 사나다(眞田 : 사나다 클리닉 원장) 씨로부터 뇌경색의 조기 발견법과 예방법에 대해서 듣게 되었다.

뇌경색은 뇌의 혈관이 막히는 것이다. 뇌의 혈관이 막히게 되면 혈액이 흐르지 않게 되어 뇌의 신경세포가 죽어가는 위급한 상황을 만들기 때문에 1분 1초의 시간을 다투는 치료를 해야 한다.

뇌경색은 동맥경화로부터 뇌의 동맥에 혈전이 생겨서 일어나는 뇌혈전증(腦血栓症)과 심장에 생긴 혈액 응고가 뇌로 운반되어 혈관을 막는 뇌색전증(腦塞栓症)으로 나눌 수 있다. 이 병은 지금까지 비교적 건강했던 사람이라도 갑자기 손발에 힘이 없어지면서 말을 할 수 없게 되어 의식을 잃고 쓰러진다고 알고 있다.

하지만 실제로는 자각 증상이 거의 나타나지 않는 단계인 '숨겨진 뇌경색'의 단계가 오랜 세월 동안 걸쳐서 지속되다가, 그 중에서 몇 개 정도가 본격적인 뇌경색으로 발전한다. 그런 만큼 뇌경색은 우연이나 운이 없어서 갑자기 생기는 병은 아니다.

사나다 씨는 숨겨진 뇌경색을 그냥 방치해 두는 것 때문에 나중에 큰 문제가 발생하는 것이므로, 숨겨진 뇌경색의 단계에서 잘 치료하거나 조심하면 뇌경색은 미리 예방할 수 있다고 강조했다. 따라서 숨겨진 뇌경색 증상이 보이면 가볍게 넘기지 말고 치료하는 것이 중요하다.

만약 이 단계를 소홀히 하면 장애가 남고, 점점 더 발전되어 뇌의 위축이 진행된다. 이 정도 단계에 이르면 반신마비나 언어장애, 의식장애, 치매 등에 걸릴 확률이 높아진다. 40대는 4명 가운데 1명, 50대는 3명 가운데 1명, 60대는 절반 정도가 뇌경색에 걸릴 확률이 높고, 70대가 되면 거의 100% 정도가 숨겨진 뇌경색이 나타날 수 있다. 이 통계를 보면, 50대에 접어든 나는 숨겨진 뇌경색에 걸릴 확률이 3% 이상 되는 셈이다. 그동안 뇌경색은 나와는 상관이 없는 아직도 먼 미래의 일이라고 생각하고 있던 나에겐 충격적인 수치다.

숨겨진 뇌경색 예방법

신경세포는 아주 작은 범위이기는 하지만 숨겨진 뇌경색의 단계에서도 서서히 죽기 시작해서 줄어든다. 그리고 한번 죽은 세포는 다시 살아날 수가 없다. 하지만 그 범위가 매우 작기 때문에 뇌의 혈류(血流)를 원활하게 소통시켜 주면, 주변 세포가 활성화되어 일부의 죽은 세포 대신에 남은 세포가 활동을 대신해 준다.

뇌경색은 일상생활을 하면서 얼마든지 예방이 가능하다. 따라서 예방법을 기초로 하여 일상 생활을 점검해 보면 어느 정도는 숨겨진 뇌경색을 조기에 발견할 수도 있다.

다음은 숨겨진 뇌경색을 예방할 수 있는 방법들이다.

첫 번째, 일상 생활에서 뇌의 혈액순환을 방해하는 것들은 과감히 버린다.

뇌의 혈액순환을 저해하는 가장 큰 인자는 흡연과 운동 부족이다. 나는 담배는 피지 않고 있으며, 운동은 몇 년 전부터 단거리를 하루에 1시간 정도 걷고 있다. 뇌의 혈액순환을 저해하는 운동 부족을 해소할 수 있는 걷기의 기준이 하루에 45분 정도이므로 괜찮은 것 같다.

술의 경우는 담배와는 달리 뇌의 혈액순환을 원활하게 하는 데 어느 정도 도움이 되기 때문에 적당한 양을 마시면 오히려 좋다고 한다. 여기에서 말하는 적당한 양이란 맥주일 경우 큰 병 하나, 소주는 반 병 정도, 위스키는 위스키 더블 2잔 정도가 적당하다.

두 번째, 뇌에 자극을 주는 것이다.

다른 사람과 이야기를 하거나, 뜨개질이나 컴퓨터를 하거나, 글씨를 쓰는 등 손끝을 자주 사용하거나 움직이는 것이 가장 좋은 방법이다. 이야기라면 나는 직업의 특성상 지나칠 정도로 충분히 하고 있어서 그것도 별 문제가 되지 않는다.

그러나 손끝을 움직이는 운동은 손가락 돌리기 건강법을 가끔 하기 때문에 이것도 안심이다. 물론 식사나 수면 등의 일상적인 일도 건강에 필요한 중요한 일이며, 고혈압, 동맥경화, 부정맥, 당뇨병 등의 지병도 뇌경색의 위험 인자가 되는 만큼 주의해야 한다.

그 밖에도 일상 생활 속에서 뇌경색의 징조가 되는 징후들은 귀가 잘 들리지 않거나, 암산이 잘 되지 않거나, 혀가 잘 돌아가지 않아서 말하는 것이 분명하지 않으면 한번 의심을 해 보는 것이 좋다.

숨겨진 뇌경색 자가 진단법

자신의 일상 생활을 점검하는 것만으로 안심할 수 없는 사람들을 위해 보다 더 정확하게 숨겨진 뇌경색을 진단하는 테스트가 있다. 만약 테스트를 해 보고 결과가 적신호로 나오면 숨겨진 뇌경색에 주의할 필요가 있다는 것을 의미한다.

나의 결과는 어느 쪽의 테스트에서도 적신호는 아니라서 다행이었다. 그러나 요즘 들어 자꾸 암산이 잘 되지 않는 일이 마음에 걸려 앞으로도 주의 깊게 관찰해야겠다는 생각이 들었다.

가족들이 살필 경우에는 평상시의 행동 중에서 이상한 징후를 보이거나, 자신이 테스트 해 보고 결과가 걱정될 경우에는 뇌신경외과나 신경내과에서 검사나 진찰을 받는 것이 좋다. 숨겨진 뇌경색의 확인은 MRI(자기공명화상장치) 장치로 알 수 있다. 확인한 후에는 혈관이 막히지 않도록 일상 생활에서 주의를 하면 본격적인 뇌경색이 되는 것을 사전에 방지할 수 있다.

뇌경색 예방 스트레칭

일상 생활을 점검하거나 자가 진단 결과 어떤 이상은 나타나지 않았지만, 예방 차원에서 혈관을 막히지 않게 해주는 전문적인 건강법에 대해서 알아둘 필요성을 느꼈다.

나는 하루 일과 중 틈이 날 때마다 간단하게 할 수 있는 뇌경색 예방 스트레칭 운동 — 손바닥 맞대기 운동, 날개 치기 운동, 제자리걸음 운동 — 을 3가지 정도 배웠다.

'반짝반짝 작은 별'이나 '집게손가락 서로 맞대기' 테스트를 하여 숨겨진 뇌경색을 발견하고, 조금이라도 걱정되는 결과가 나온다면 뇌경색 예방 스트레칭을 시작하면 도움이 될 것이다.

숨겨진 뇌경색 자가 진단법

반짝반짝 작은 별

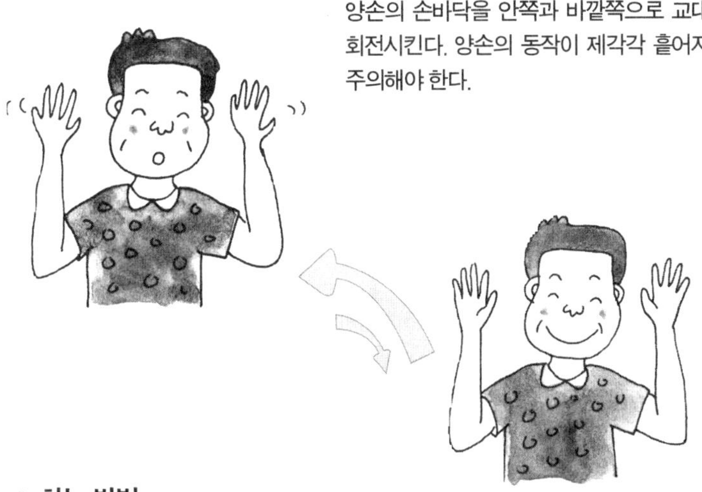

● 하는 방법

❶ 팔꿈치를 구부려서 양손을 똑같은 높이로 하고 손바닥을 자신 쪽으
로 향하게 한다.

❷ 손가락 사이를 가볍게 벌리고 양손의 손바닥을 안쪽, 바깥쪽, 다시
안쪽, 바깥쪽으로 돌린다.

❸ 이 동작은 아이들이 '반짝반짝 작은 별 아름답게 비추네' 라는 노래를
부를 때 하는 손동작과 비슷하며, 이런 동작을 15초 동안 계속한다.

● 결과

이렇게 손을 움직였을 때 양손의 동작이 제각각 흩어지면 적신호다.

집게손가락 서로 맞대기

눈을 감고 집게손가락을 서로 맞댄다.
다시 눈을 떠서 죄우 손가락 끝에서 5cm
이상 떨어졌다면 주의해야 한다.

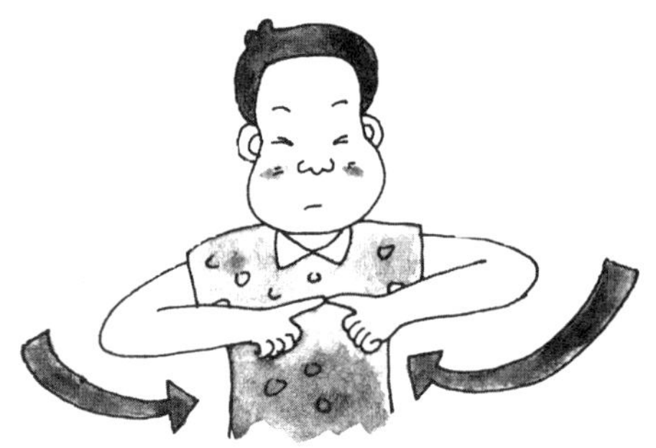

● 하는 방법

❶ 눈을 감고 양손을 어깨 높이만큼 올려서 집게손가락을 똑바로 쭉
편다. 그리고 가슴 앞에서 양쪽의 집게손가락을 서로 맞댄다.

● 결과

집게손가락을 서로 맞대고 나서 눈을 떴을 때에 손가락이 5cm 이상
떨어져 있으면 적신호다.

뇌경색을 예방하는 스트레칭

손바닥 맞대기 운동

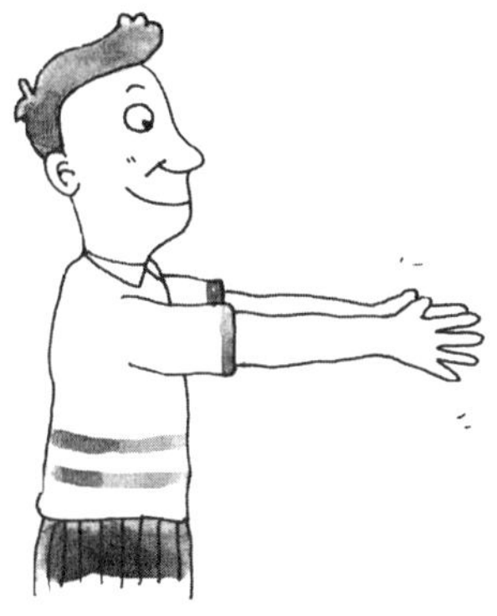

❶ 양손을 어깨 높이만큼 똑바로 펴서 들어올리고, 엄지손가락이 위로 가도록 하여 손바닥을 서로 맞댄다.

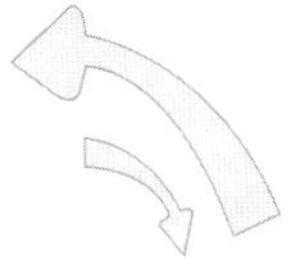

❷ 그 다음에 엄지손가락이 아래로 가도록 양손의 손등을 서로 붙인다.

❸ ❶, ❷를 가능한 한 빠른 속도로 30회 정도 계속해서 반복한다.

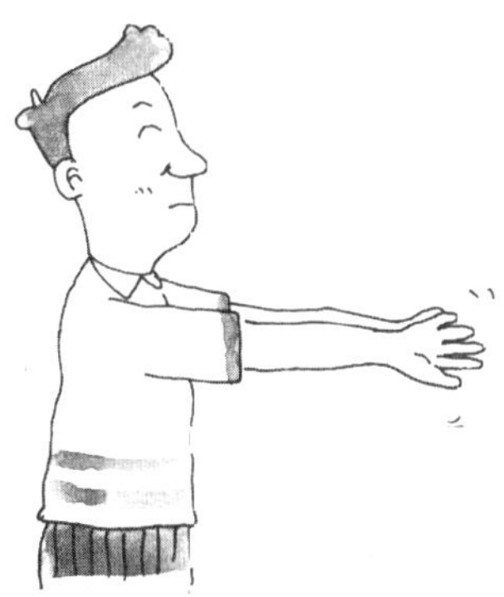

날개 치기 운동

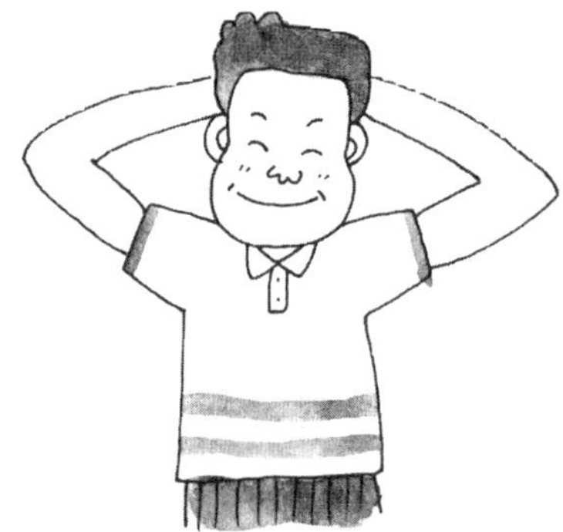

❶ 의자에 똑바로 앉아 있는 자세를 하고, 양손을 머리 뒤쪽 귀 부분에서 깍지를 낀다.

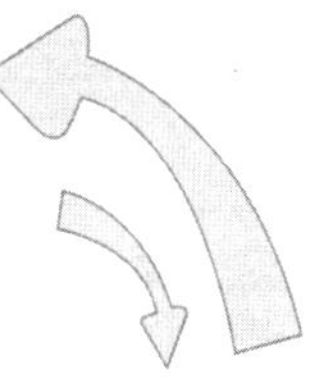

❷ 이 상태로 양쪽 팔꿈치를 앞으로 내밀었다가 다시 좌우로 벌린다.

❸ ❶, ❷를 30회 정도 계속한다.

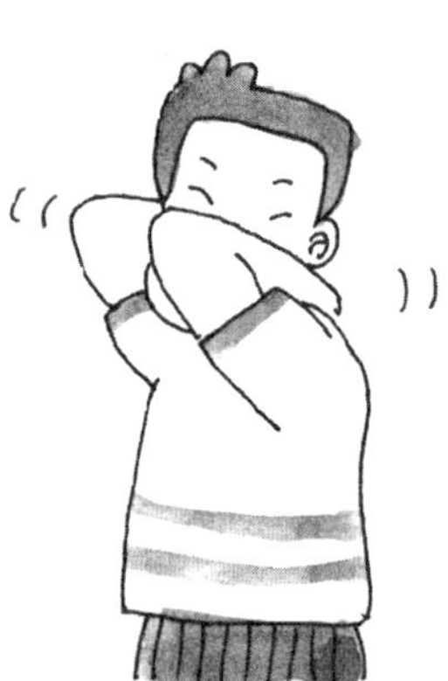

제자리 걸음 운동

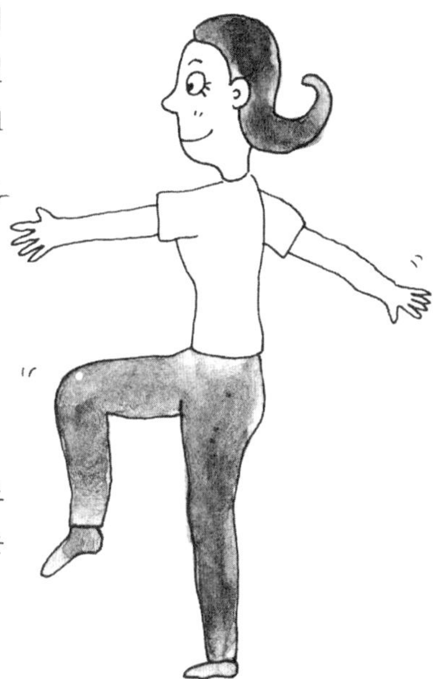

❶ 손을 어깨 높이만큼 크게 올리고 허
벅지도 수평으로 올리면서 제자리걸
음을 한다. 제자리걸음의 속도는 1
분 동안 40회 정도를 기준으로 한다.

❷ 처음에는 제자리걸음을 100회 정도
하고, 익숙해지면 200회 정도 하는
것이 좋다.

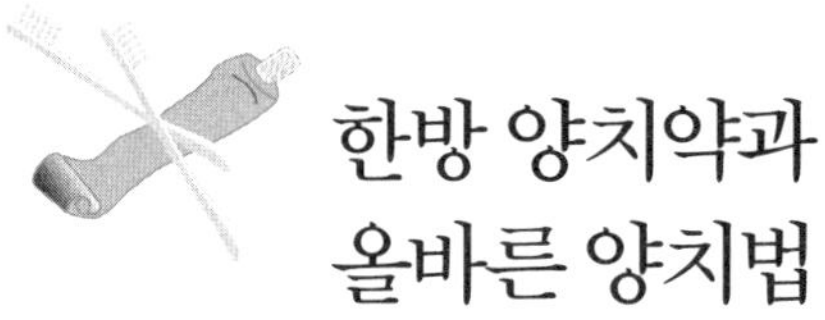

한방 양치약과 올바른 양치법

건강한 치아는 출세의 기본 조건

20세부터 24세까지 4년 동안 미국에서 살았던 적이 있던 나는 미국인들의 현란한 화술과 치아 관리에 대한 적극적인 태도에 무척 놀랐던 기억이 있다.

미국은 사회에서 성공하기 위한 조건 중의 하나로 '희고 예쁜 치아'를 꼽을 만큼 치아를 중요하게 여긴다. 따라서 치아가 더러운 사람이나 구취 냄새가 심하게 나는 사람은 출세하기가 힘들다.

서양인들은 인사를 할 때 우리처럼 고개를 숙여서 하는 대신, 키스를 하거나 포옹을 하는 등 서로의 얼굴을 밀접하게 접근시켜야 할 기회가 많다. 만약 그때 입 냄새를 심하게 풍기면 최소한의 예의도 모르는 사람으로 간주되어 지속적인 인간관계를 형성하는 데 막대한 지장을 받는다.

아무리 좋은 기획서를 제출했다고 하더라도 입 냄새가 심하면, 그 사람이 지닌 자질과는 상관없이 인간성을 의심 받게 되어 좋은 기획서는 진가를 발휘할 수 없게 된다. 이런 사회적인 성향으로 인해 미국의 비즈니스맨은 치과에서 정기적인 검진을 받는 동시에 세심한 양치질 등 치아를 보호하기 위해 이것저것 신경을 많이 쓴다.

반짝거리고 빛나는 하얀 치아와 산뜻한 호흡은 미국 비즈니스맨들의 상징이다. 나는 미국 유학 시절에 알게 된 치아 관리에 대한 중요성을 잊지 않고 지금까지 실천하고 있다.

기본적으로 음식을 먹고 난 뒤에는 최소한의 시간만 있으면 양치질을 꼭 한다. 이를 위해 칫솔과 치약은 항상 휴대하고 다닌다. 집에서는 노즐의 끝에서 '퓨퓨퓨~' 하는 소리를 내며 나오는 물로 치아를 헹구는 '워터 피크'를 사용하거나, 치실로 손질하는 일을 오래 전부터 해 왔다. 그리고 1개월에 1번 정도는 정기적으로 치과에 가서 치아 상태를 검진받는다.

입 안의 성인병, 치주병

건강하고 튼튼한 치아를 가지기 위해서는 일상생활 속에서 지속적인 관심과 주의를 기울여야 한다. 하지만 '치조농루'(齒槽膿漏)라고 불리는 치주병은 평상시에 치아 관리를 열심히 한다고 해서 마냥 안심할 수는 없다.

치주병은 입 안의 세균이 치아를 지탱하는 주변 조직을 침입하여 생기는 병이다. 이 병에 걸리면 잇몸에서 피가 나고, 심한 입냄새가 나며, 치아가 흔들리다가 결국에는 빠진다.

어른의 경우, 치아가 빠지는 원인은 대개 치주병이나 충치 때문이며, 일본 사람의 8% 정도가 치주병에 걸린 것으로 조사되고 있다. 그리고 치주병에 걸리면 치아만 아픈 것이 아니라 어깨결림, 두통, 식욕부진 등과 같은 증상이 함께 동반해서 생긴다.

최근에는 치주병이 심근경색 등의 심장병도 유발시키는 것으로 밝혀졌다. 뿐만 아니라 치주병이 류머티즘이나 폐렴의 원인이 되는 경우도 있기 때문에 결코 우습게 보아 넘겨서는 안 된다. 이렇게 무서운 치주병을 '입 안의 성인병'이라고 부르기도 한다.

치주병은 치아를 깨끗하게 관리하는 것 외에도 우리들 입 속의 면역력과도 밀접한 관계가 있다. 즉 치아를 깨끗하게 잘 관리하는 것을 전제 조건으로 하고, 입 속의 면역력을 높여 세균을 억제함으로써 치주병을 예방할 수 있다.

나는 입 속의 면역력을 높이는 방법으로 '한방 양치약'을 사용하고 있다. 한방 양치약은 치과 의사 겸 한방치과의학연구소 소장인 와다나베 쇼우이치(渡邊秀司) 씨가 구강 내의 면역력을 높이기 위해서 개발했다. 이 약은 한방 생약을 끓여서 만든 것으로, 적당한 살균력까지 있어서 잇몸의 세포를 강화하는 작용도 한다.

한방 양치약은 이뇨·지갈 등의 작용이 있는 감초와 살충·진통 작용이 있는 빈랑자, 무독·건위 작용이 있는 육두구, 피가 잘 돌고 해독 작용이 있는 야쿠모소우 등 4가지의 생약을 끓여서 만든 것이다. 치약과 비슷하며, 입 안 전체에 액체가 들어가서 칫솔이 닿지 않는 치주 속의 세포도 억제할 수 있다.

누런 이와 구취도 안심

나는 업무상 하루에도 셀 수 없을 정도로 커피나 차, 그리고 음료수를 많이 마시는데, 아무래도 치아 표면에는 음료수의 색소가 남아 있을 것이다.

치아의 에나멜 질은 아패타이트라고 불리는 결정 구조로 이뤄져 있는데, 음료수의 색소가 결정 구조의 작은 틈새로 들어가서 치아의 표면이 누렇게 변한다. 이것 또한 치주병과 같이 칫솔질만으로는 예방할 수 없다. 나는 한방 양치약을 사용하고부터 입 속도 끈적끈적하지 않고 누렇던 치아도 깨끗해졌다. 그리고 가끔은 혼자서 직접 입 냄새를 확인하거나 주위 사람들에게도 묻는 등 주의를 기울이고 있다.

일전에 옛날부터 팬이었던 모 미인 여배우와 대담을 한 적이 있었다. 하지만 이야기를 시작한 지 얼마 지나지 않아 그 여배우에게 가지고 있던 좋은 감정들이 달아나 버리는 것을 느꼈다. 그렇다고 입 냄새가 심하다는 말을 아무렇지도 않게 말하기도 어려워서 그냥 묵묵히 참을 수밖에 없었다.

가령 건강에 좋고 몸에 좋은 것을 내가 알고 있다면 상대방이 묻지 않아도 내가 먼저 말할 수도 있지만, 문제가 입 냄새인 만큼 내가 할 수 있는 최선의 방책은 최대한 자연스럽게 그 여배우와의 거리를 넓혀서 앉는 것이었다.

치주병에 좋은 양치약

나는 잠자기 전에 이를 닦은 후, 다시 한 번 더 한방 양치약으로 양치질을 한다. 이때는 일반적인 양치법처럼 목 주변에서 헹궈 내는 것이 아니라 치약을 입 속에 넣고 10초 동안 마치 껌을 씹듯이 질겅질겅 씹으며 양치질을 한다. 이렇게 해도 시중에서 판매되고 있는 강한 향기나 자극을 주는 치약처럼 입 안을 소독한다는 느낌은 거의 없다.

우리들 입 속에는 3백 종류나 되는 세균이 있다. 이들 세균 중 치주병의 원인이 되는 것은 겨우 30여 종류이며, 나머지는 상주균(常駐菌)으로 입 안에 필요한 세균들이다. 하지만 시판되고 있는 치약은 너무 강하기 때문에 간혹 상주균까지 죽이는 경우가 있는데, 이 또한 입안의 면역력을 저하시키는 원인으로 작용한다. 와다나베 씨에 의하면, 한방 양치약은 입 안에 필요한 상주균은 살리고 치주병의 원인이 되는 나쁜 세균만 죽이는 자연 치유력을 살린 치약이다.

다음에 나오는 치주병 자가 진단법은 와다나베 씨가 만든 것으로, 각자 자신의 치아 상태를 한 번 점검해 보자.

치주병 자가 진단법

1. 치아의 인식도 점검 (해당 항목에 ○표 표시)

질문 사항	A	B
1) 부모의 치아는 어떤가?	나쁘다	좋다
2) 이를 닦을 때 어떤 주의를 특별히 기울이는가?	주의하지 않는다	열심히, 정성껏
3) 칫솔을 교체하는 시기는 어느 정도인가?	1~3개월, 그 이상	1개월에 한 번

● A가 1개라도 있는 사람은 치주병에 주의할 필요가 있다.

2. 치주병의 진단 점검 (해당 항목에 ○표 표시)

질문 사항	예	아니오
1) 이가 더럽거나 치석이 붙어 있다고 생각하는가?		
2) 양치질할 때 잇몸에서 피가 나는가?		
3) 잇몸의 색깔이 빨갛거나 또는 검붉은가?		
4) 잇몸이 근질근질한 적이 있는가?		

질문 사항	예	아니오
5) 잇몸이 가끔 붓거나 아플 때가 있는가?		
6) 잇몸을 누르면 고름이 나오는가?		
7) 이가 흔들린다고 생각하는가?		
8) 최근 이 사이에 음식물이 자주 끼는가?		
9) 이와 이 사이에 음식물이 자주 끼는가?		
10) 이를 갈거나 코를 고는가?		

● '예' 가 3개 이상인 사람은 치과에서 검사를 받도록 하고, 5개 이상 해당되는 사람은 치과에서 조기 치료를 할 필요가 있다.

약이 되는 목욕, 독이 되는 목욕

목욕을 잘하면 건강이 좋아진다

일본인에게 목욕의 의미는 씻는다는 것보다 몸을 담그고 피로를 푼다는 의미가 더 크다. 몸을 담근다는 의미는 일본식의 목욕법으로 목욕물에 몸을 담그고 있으면 병이 치유되는 마력이 있다고 생각하기 때문이다.

건강한 삶에 대한 욕구가 강한 나 또한 목욕하는 것을 무척 좋아하고, 하루라도 목욕을 하지 않으면 하루의 일과가 끝나지 않은 것 같은 생각이 들 때가 많다.

뿐만 아니라 나는 온천 목욕을 무척 좋아한다. 당일치기 출장 강연을 가더라도 시간만 생기면 근처의 온천장으로 달려가 목욕을 할 정도다. 그리고 돌아오는 비행기를 기다릴 때 시간 여유가 최소한 2시간 정도 있으면, 주변 온천장에 택시를 타고 가서 30분 정도 온천물에 몸을 담궈 땀을 쭉 빼고 나서 집으로 되돌아온다. 돌아오는 비행기 안에서 온천 목욕을 마친 지 얼마 되지 않아 내 몸에서 유황이나 비누 냄새가 날지도 모른다는 생각과 함께 기내의 여성들이 모두 나를 좋아하지 않을까 하는 은밀한 상상도 즐긴다. 여성들은 남자들이 목욕을 하고 난 뒤에 풍기는 산뜻한 비누 냄새에 약하다는 말을 들은 적이 있기 때문이다.

형식을 갖춰서 온천 목욕을 즐기기 좋아하는 정통파 온천 매니아들은 나처럼 시간에 쫓겨 급하게 하는 온천욕을 싫어하겠지만, 아무튼 나는 지금까지 이런 방법으로 전국 100여 곳 이상의 온천에서 목욕을 즐겼다.

그 중에서 오오이타(大分)의 유후인(湯布院), 에히메(愛媛)의 도우고(道後), 미야기(宮城)의 아끼우(秋保) 온천은 내가 특히 좋아하는 곳이다. 온천이나 목욕탕 가릴 것 없이 입욕의 최대 매력은 심신을 이완시켜 주는 것이다.

하지만 이 밖에도 입욕에는 훨씬 더 육체적인 효과, 즉 통증의 증상이나 몸의 상태에 작용하는 효과를 볼 수 있는 방법들이 있다. 물의 온도나 물에 담그는 신체의 부위 정도에 따라 위의 통증이나 어깨결림 증상을 완화시키는 효과를 볼 수 있다. 이 방법은 자연요법의 한 분야로 의료 현장에서도 도입되고 있다.

입욕에 따른 증상의 개선 효과를 연구하고 있는 내과 의사 우에다 미치히코(植田里彦 : 데이고쿠 호텔 임페리얼 타워 · 우치사이와이쬬우 진로소 원장) 씨는 '목욕 닥터'로 유명하다. 우에다 씨는 전국의 온천을 다니며 각각의 증상별 · 효능별로 나눠서 좋은 온천을 소개한 온천 가이드북도 집필했다. 우에다 씨가 쓴 책에 의하면, 내가 좋아하는 온천은 모두 위장병에 효과가 좋은 곳으로, 위장이 약한 나에게는 아주 잘 맞는다는 것이 입증됐다.

증상을 해소하는 목욕법

언젠가 우에다 씨는 라디오 프로그램의 건강 코너에 초대 손님으로 출연한 적이 있었다. 우에다 씨에 의하면, 증상 개선에 효과가 있는 목욕법의 작용에는 수압(水壓), 점성(粘性) 및 부력(浮力), 그리고 온열(溫熱)이 있다.

수압은 전신의 혈액순환을 좋게 하고, 점성은 물 속에서 몸을 지탱하는 힘이며, 부력은 몸을 띄우는 것으로 몸을 가볍게 하고, 손발을 움직이기 쉽게 하여 근력을 높이고, 근육의 긴장을 풀어준다. 또 온열은 근육이나 몸의 찬 부분을 따뜻하게 하여 피부의 혈관을 확장시켜서 혈압을 조정하고 피로 물질을 배출한다.

목욕법은 물의 온도에 따라서 효과도 다르게 나타난다. 뜨거운 물(42°C 이상)은 활동신경인 교감신경에 작용하여 혈압과 심장 박동수를 급격하게 상승시켜 위장의 활동을 둔하게 하거나 긴장하게 만들고, 흥분이나 노여움의 호르몬인 아드레날린을 분비한다.

반면 미지근한 물(38~40°C)은 진정신경인 부교감신경에 작용하여 혈압과 심장 박동수를 천천히 올리고, 위장의 활동을 활발하게 하여 몸을 편안한 상태로 만들고, 머리나 몸을 쉬게 하는 호르몬인 아세틸코린을 분비한다.

이처럼 뜨거운 물과 미지근한 물에서는 자율신경의 작용이 완전히 상반되게 나타나므로, 몸에 미치는 영향도 정반대 반응을 일으킨다. 그러므로 물의 온도에 의한 작용의 차이를 먼저 안 후, 알맞은 목욕법—욕조 속에 몸을 반 정도만 담그거나, 어깨까지 담그거나, 샤워만 하거나, 발만 담그거나 등등—을 선택하여 자신의 몸 상태를 개선하는 데 도움이 되도록 활용하는 것이 중요하다. 목욕을 할 때마다 수압이나 점성을 일일이 의식할 필요는 없지만, 목욕물의 구조적인 내용에 대해서 약간의 상식만 알고 있으면 평상시 건강을 유지하는 데 도움이 된다.

내가 평상시에 자주 이용하는 목욕법은 열기가 약간 부족한 듯한 느낌이 들 정도의 미지근한 물에 15분 정도만 몸을 천천히 담그는 방법이다. 그러나 야외 촬영으로 몸이 찰 때는 시간을 비교적 많이 필요로 하는 반신욕을 주로 한다.

가끔씩은 시간적인 여유가 없어서 뜨거운 물에 들어가서 재빨리 몸을 뜨겁게 데우는 목욕을 하기도 한다. 하지만 뜨거운 물로 목욕을 하면 혈압이 높아지고 심장에 부담을 주기 때문에, 이런 방법은 되도록이면 피하는 것이 좋다. 특히 잠자기 전에 이런 방법으로 목욕을 하면 교감신경이 활동하기 때문에 오히려 잠을 쫓는 결과가 된다.

요즘처럼 더운 날씨엔 목욕보다는 주로 샤워를 하는데, 이것도 그다지 좋은 방법은 아니다. 아무리 더운 여름이라도 하루 종일 냉방이 잘 되는 곳에서 대부분 생활하기 때문에, 몸에 냉방의 찬 기가 그대로 남아 있게 된다. 찬 기운이 채 가시기도 전에 샤워를 계속하면 몸이 더 차가워져 자율신경을 깨뜨리는 원인이 되기 때문이다.

나는 각 증상에 좋은 목욕법을 어깨결림이나 요통이 있을 때마다 실시하여 효과를 직접 체험해 봤다. 목욕법 하나만으로도 몸의 여러 부위에 생긴 증상을 어느 정도 완화해 주고 치료할 수가 있다. 이렇게 효과 만점인 목욕법을 증상별로 전부 기억할 수 있으면 좋겠지만, 쉽지 않으므로 이 책을 항상 가까운 곳에 두고 필요할 때마다 활용하면 좋을 것이다.

증상을 해소하는 목욕법

● **건강을 위한 목욕법** : 공복 상태
는 피하고, 식후 30분 정도 지나
서 미지근한 물로 명치 아랫부
분만 시간적인 여유를 갖고 천
천히 담갔다가 물에서 나올 때
는 어깨까지 푹 담근다.

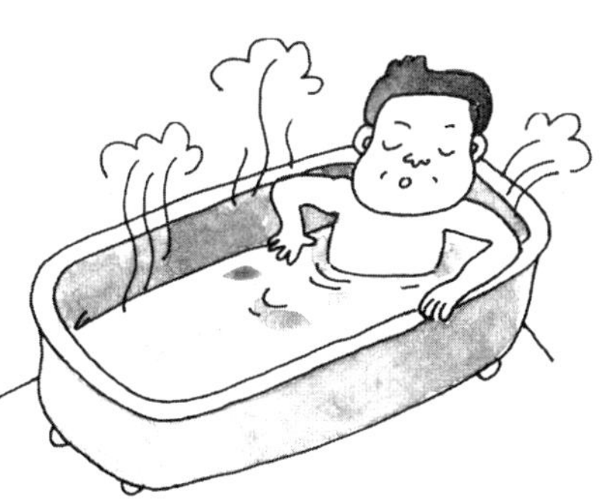

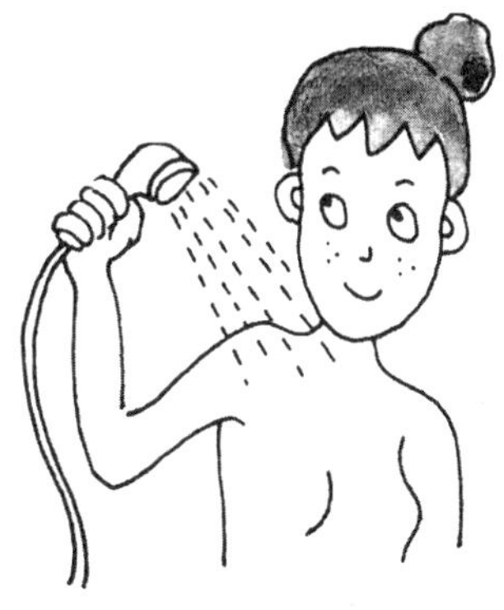

● **식후에 위가 체한 듯하다** : 미지근한
물에 어깨부터 위로만 물 밖으로 내
놓고 아랫부분은 담근다.
　시간은 20분 정도 담근 후 몸이 충
분히 따뜻해지고 나면 그대로 욕조
안에서 일어서서 위(胃) 부분에 1, 2
초 동안 샤워기를 이용하여 물 샤워
를 한다.

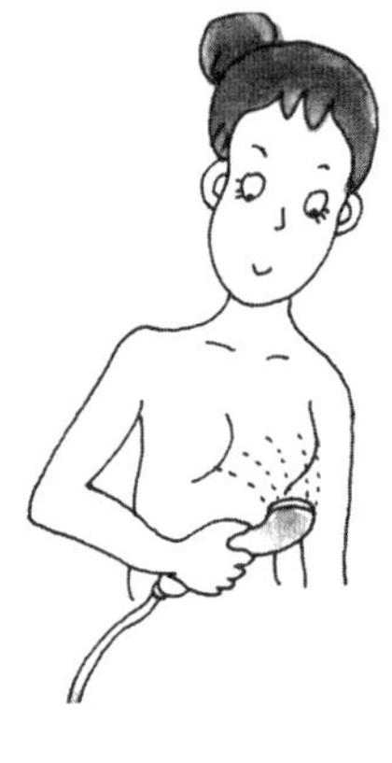

● **목이나 어깨가 뻐근하다** : 미지근한 물에 명치 아랫부분만 담그는 반신욕을 10분 정도 하고 나서, 어깨까지 푹 담그는 전신욕을 5분 정도 한다.

그리고 그대로 욕조 안에서(또는 욕조에서 나와서) 목이나 어깨를 움직여 보면서 특히 심하게 뻐근한 듯한 느낌이 드는 부분에 뜨거운 물로 30초 정도씩 샤워기로 샤워를 한다.

● **몸이 차서 잠을 잘 수 없다** : 미지근한 물에 명치 아랫부분만 담그는 반신욕이나 어깨만 나오도록 담그는 방법으로 20분 정도 물에 들어가 있는다.

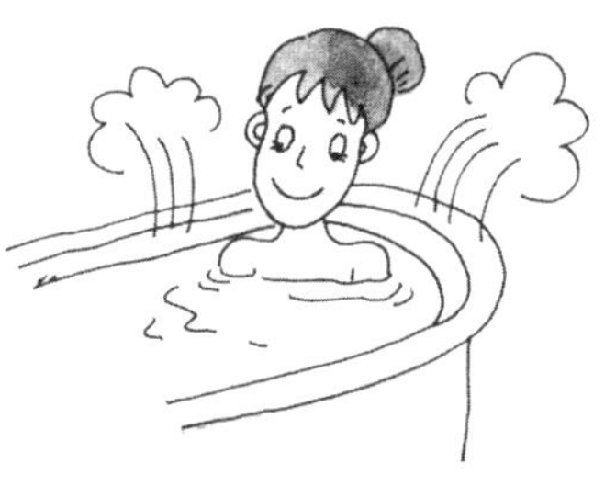

몸을 담그고 있는 도중에 가끔은 물을 뒤섞어 주면서 심호흡을 한다.

● **긴장성 두통** : 무리하게 입욕을 하지 말고 뜨거운 물을 담은 세숫대야와 찬물을 담은 세숫대야를 나란히 준비한다.

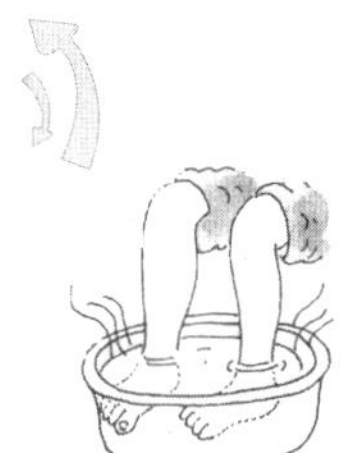

뜨거운 물이 담긴 세숫대야에 발목까지 담그거나 또는 팔꿈치 끝을 3분 정도 담근 후 마찬가지 방법으로 찬물 세숫대야에 3초 정도 담근다. 이런 방법으로 4~5회 정도 반복한다.

● **편두통** : 얼굴이 새파랗게 되는 편두통에는 무리하게 입욕을 하지 말고 그림과 같이 오목한 그릇을 준비하여 뜨거운 물(43°C)을 담고, 얼굴이 새빨갛게 되는 편두통에는 미지근한 물(18~20°C)을 붓고 손목 아래나 팔꿈치 끝 부분을 5분 정도 담가 두었다가 2분 정도 꺼냈다가 다시 넣는다. 이런 방법으로 3회 정도 반복한다.

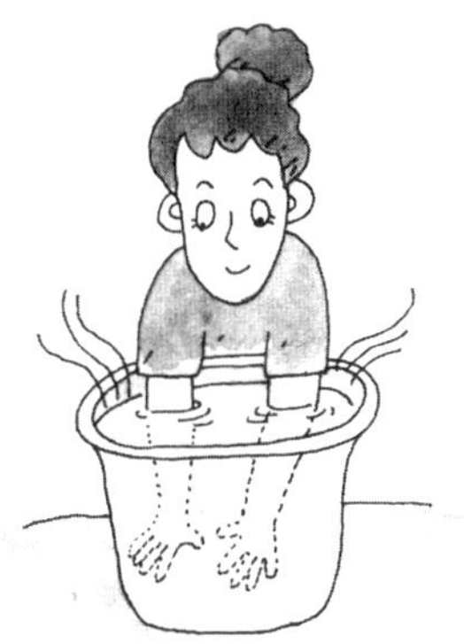

● **허리가 아프다** : 미지근한 물에 명치 아랫부분만 담그는 반식욕이나 어깨 윗부분만 나오게 하는 방법이다. 허리 운동을 하면서 20분 정도 담그고, 욕조에서 나오기 몇 분 전에 뜨거운 물을 좀 더 부은 후 1, 2분 정도 더 있다가 나온다.

● **공복 시에 위가 쑤시듯이 아프다** : 5분 정도의 짧은 시간 동안 뜨거운 물에 몸을 담그고 있다가 위액의 분비를 억제한다.

● **숙취로 괴로운 아침** : 물을 충분히 마신 뒤에 따뜻한 샤워기로 온몸에 물을 적신다.

● **혈압이 높아지는 기미가 있을 때** : 욕조에 들어가기 전에 발끝부터 차례대로 물 또는 샤워기를 이용해서 끼얹은 다음, 미지근한 물에 명치 아랫부분만 담그는 반신욕을 15분 정도 한다.

중년의 비만은 무죄!

비만은 '통풍'의 적

3년 전에 잡지 취재차 병원에 갔다가 우연히 종합 검진을 받을 기회가 있었다. 그때 요산수치가 이상스레 높다는 검사 결과가 나왔다. 일반적으로 남자의 경우 7이 정상인 요산수치가 11.4로 나와 정상 수치보다 훨씬 높아 통풍이 의심된다는 말을 들었다.

통풍은 4, 50대 남성들에게 많이 나타나는 병으로, 종합 검진을 받을 당시 나는 40대와 50대의 한가운데인 45세였다. 요산수치를 올리는 가장 위험한 요소는 비만인데, 나는 169cm의 키에 65kg

전후를 유지했던 체중이 그때는 69kg으로 늘어났을 때였다. 비만으로 요산수치가 급격히 증가하면 생활의 조절이 필요하다. 검사 결과를 전하는 의사 선생님으로부터 살을 좀 빼는 것이 좋겠다는 말을 들었다.

원래 나는 살이 찌기 쉬운 체질인데도, 크게 개의치 않고 지금까지 무절제한 식생활을 해 왔다. 불규칙적인 식사 시간과 과식은 기본이고, 직업 특성상 늦은 야식 시간대에 저녁 식사를 하는 경우도 많았다. 그것보다 더 심각한 것은 단 음식을 너무 좋아하고, 시간이 없다는 핑계로 운동을 게을리했다. 그리고 어머니가 비만형이어서 유전적으로도 비만으로부터 자유롭지 못했다.

지금도 생생하게 기억하고 있는 일이 하나 있다. 막내 동생이 태어날 때의 일이다. 학교에서 돌아온 나는 어머니가 보이지 않자 어머니를 찾아 나섰다가, 근처에 살고 계시던 할머니로부터 어머니가 동생을 출산하러 병원에 갔다는 말을 들었다. 그 말을 들은 나는 믿을 수가 없어서, "예? 정말로 엄마 뱃속에 아기가 들어 있어요?" 하고 한동안 놀라움을 감추지 못했다.

이런 엄마의 체질을 닮은 나는 체질적으로 살이 찌기가 매우 쉽다. 그래서 일단 배가 나와 살이 쪘다는 생각이 들면 나름대로 대책을 세웠다. 다이어트 식품을 이용하거나, 조깅을 하거나, 수영장에 나가는 등 여러 가지 방법을 시도해 봤지만 그것 또한 오래가지 못했다. 한 번은 스포츠 센터에서 트레이닝으로 단련하여 몸만 보고는 도저히 나이를 짐작할 수 없는 사람을 만난 뒤, 자극을 받아 그 다음날부터 당장 스포츠 센터에 다닌 적이 있었다.

그러나 나는 본능적으로 몸을 혹사해서 살을 빼는 것을 몹시 싫어하여, 결국 2개월 만에 다니던 스포츠 센터를 그만두었다. 하지만 마음은 언제나 근육질로 단련된 멋진 몸매를 보면 부러운 마음이 앞선다.

어쨌든 단기적으로 다이어트를 실시하면 2kg 정도는 살이 빠졌다. 그리고 스케줄이 너무 바쁠 때는 자연스럽게 뚱뚱보는 면할 만큼 그럭저럭 몸매를 유지했다. 나는 자연스럽게 운동이나 식사를 조절해서 살을 빼기보다는 살이 좀 찐 것 같은 생각이 들면 살을 빼고, 살이 빠지면 다시 찌는 악순환을 반복했다. 그때마다 내 배는 부풀었다가 다시 줄어들기를 여러 차례 거듭했다. 부풀었을 때의 내 배는 마치 커다란 북처럼 보여 몸 속에서 가장 자유스러운 부분인 것처럼 생각되기도 했다. 하지만 비록 살이 쪘다고는 해도 건강 진단을 받은 결과 그다지 큰 병은 없었기 때문에 건강에 대해서는 비교적 안심을 하고 있었다.

그러나 검사 당시엔 요산수치가 지나치게 높아 건강을 위해선 어쩔 수 없이 살을 빼야 하는 지경에 이르렀다. 전반적으로 먹는 양을 1% 정도 줄이고 위상과 장상을 진단하는 신야 씨의 지도에 따라서(82페이지 참조) 물을 많이 마시도록 노력했다. 그리고 발 마사지(177페이지 참조)도 가끔 받았다.

또 수영이나 조깅 등 운동도 빠뜨리지 않고 했으며, 스포츠 센터도 지속적으로 다녔다. 테니스도 좋아해서 종종 쳤는데, 칠 때마다 무릎이 아팠다. 무릎이 아프자 무릎을 굽히기도 힘들어 스매시나 발리를 제대로 할 수가 없었다. 그러자 몸만 피곤할 뿐 테니스가 점점 재미가 없어져 그만두었다. 하지만 골프만은 아직도 틈이 날 때마다 즐기고 있다.

걷기는 최고의 스포츠

비만에 대한 걱정으로 이것저것 운동을 하던 나는 스포츠 의학에서 성인병 예방에 효과가 있는 유산소 운동의 유효성에 대해서 설명하던 모리다니 도시오(森谷敏夫 : 동경대학 대학원 인간환경학 연구과 교수) 씨를 만날 기회가 있었다.

유산소 운동은 몸 속에 산소를 듬뿍 들이마시는 운동으로 숨이 차지 않게 할 수 있다. 유산소 운동을 통하여 산소가 몸 안에 들어오면 지방이 쉽게 연소되고, 그 산소가 에너지가 되어 건강 유지에 도움을 준다. 대표적인 운동이 걷기이며, 그 밖에도 에어로빅, 조깅, 사이클, 수영 등이 있다.

그러나 나는 중학교 때 잠깐 육상을 했던 경험이 있는 터라 걷는 것 따위는 운동에도 속하지 않는다고 무시했다. 좀더 정직하게 말해서 장시간 동안 걷는 것은 허리와 다리가 약한 고령자가 하는 운동이라는 생각을 가지고 있었기 때문에, 나같은 중년은 더 활동적인 운동을 해야 한다고 생각했다.

그러다가 모리다니 씨를 만나면서 걷기만큼 다이어트에 확실한 운동은 없다는 사실을 알게 되었다. 걷기를 오랫동안 계속하면 허리와 다리의 힘이 세어지고, 두뇌를 활성화시키는 노화방지와 동맥경화 및 고혈압 등의 성인병 예방에 효과가 있으며, 스트레스 해소에도 도움이 된다는 것이다. 별 대수롭지 않게 생각했던 걷기가 이토록 효과가 큰 운동이라는 말을 듣고 난 직후 직접 체험해 봐야겠다는 생각이 들었다.

나이가 들면 가만히 있어도 살이 찐다

그리고 이때 또 하나의 새로운 사실을 알았다. 나이가 들면 자연히 살이 찌기가 쉽다는 것이다. 흔히들 살이 찐 사람은 게으르다거나 자기 관리를 소홀히 해서 그렇다거나 등의 말을 많이 하는데, 아주 틀린 말은 아니지만 꼭 그렇지만도 않다는 것이다.

나이가 들면 몸이 가장 안정적일 때 소비되는 에너지인 기초대사량은 감소하는 반면 먹는 양은 줄어들지 않기 때문에 그만큼의 에너지가 남는다. 따라서 이렇게 남은 에너지가 몸에 지방으로 축적되어 살이 된다.

매일 40kcal씩 에너지가 남을 경우를 계산해 보면, 1년에 40kcal×365일이면 1만 4,600kcal가 되고, 지방 1kg은 7,000kcal로 연소되기 때문에 약 2kg의 지방이 늘어난다. 여기서 말하는

40kcal는 내가 아주 좋아하는 푸딩의 3분의 1정도의 칼로리다. 그러니 푸딩 한 개를 다 먹으면 1년에 6kg의 지방이 모인다는 계산이 된다. 따라서 중년이 되면 살이 많이 찔 수밖에 없는 것이다.

걷기 등의 유산소 운동을 중년이 매일 하면 어떤 효과를 얻을 수 있을까?

식사의 양은 줄이지 않고 체중이 50kg인 사람이 30분 동안 걸어서 소비시킬 수 있는 에너지는 75kcal다. 이렇게 1년 정도 걸으면 2만 7,375kcal로, 지방 1kg은 7,000kcal를 연소하기 때문에 2만 7,375를 7,000으로 나누면 3.9kg, 약 4kg 정도의 지방을 줄일 수 있다.

유산소 운동을 지속하면 지방뿐만 아니라 콜레스테롤의 작용을 조절하고, 체지방 비율을 낮추고, 내장에 주로 지방이 붙는 특히 중년 이후에 나타나는 내장 지방형의 비만에도 아주 좋다. 뿐만 아니라 걷기 등과 같이 전신 근육을 사용하는 운동은 근육의 펌프 작용으로 혈액순환을 원활하게 하도록 도와 주기 때문에, 심장의 부담이 줄어들고 뼈나 근육의 강화에도 도움이 되어 무릎 통증이나 요통에도 좋다.

하지만 나처럼 요산수치가 높은 사람의 경우는 똑같은 운동이라도 근육을 너무 심하게 사용하면 오히려 요산수치를 높일 위험성이 있으므로 주의해야 한다. 어쨌든 요산수치가 높고 무릎이 아파서 테니스도 할 수 없는 중년의 내가 그나마 손쉽게 할 수 있는 운동이 걷기라는 것을 알았다.

특별한 것이 없어서 그동안 소홀하게 하게 생각해 왔던 걷기가 나에게 가장 적합한 운동이라는 것을 알고, 근거 없이 멋대로 생각하는 습성을 반성하게 되었다.

단거리 걷기로 4∼5kg 감량

내가 걷기를 즐거운 마음으로 시작할 수 있었던 데는 모리다니 씨의 역할이 컸다. 모리다니 씨는 내가 가벼운 마음으로 걷기를 시작할 수 있도록 이것저것 많은 조건을 달지 않았다. 20분 이상 걷지 않으면 효과가 없다든지, 예방 의학적인 효과를 위해서는 최소한 30분, 가능하면 60분 동안 계속해서 걷는 것이 좋다는 등의 마음에 부담을 주는 말은 하지 않고, 다만 하루에 대략 40분에서 1시간 정도를 걷는 것이 좋다는 말만 해주었다. 그 정도라면 해볼 수 있겠다는 생각이 들어 마음이 편안해졌다.

하루에 걸어야 되는 시간이 모두 합쳐서 40분 정도라면 가볍게 걸을 수 있을 것 같았다. 엘리베이터 대신에 계단을 이용하고, 시간 여유가 5분 정도라도 있으면 바깥에 나와서 공기를 마시면서 산책을 하고, 택시로 10분 정도 걸리는 거리는 매니저와 둘이서 빠른 걸음으로 걷는 등 단거리까지 포함하면 대략 1시간 정도는 충분히 걸을 수 있다는 계산이 나왔다.

단, 걸을 때는 턱을 당겨서 얼굴을 똑바로 하여 척추가 일직선이 되도록 펴고, 가볍게 주먹을 쥐고 양손을 흔들면서 걸어야 한다. 그리고 되도록이면 보폭을 크게 하여 힘차게 걷도록 한다. 무릎을 늘리고 발뒤꿈치로 착지를 하듯이 걷는 것만으로도 산소를 듬뿍 들이마셔서 지방 연소 효과를 높일 수 있다.

즉 같은 걸음이라고 해도 등을 구부리고 보폭을 좁게 해서 걸으면 피곤하기만 할 뿐 지방 연소에는 아무런 효과가 없다. 뿐만 아니라 등을 구부리면 척추를 펴지 못하기 때문에 하복부가 조여지지 않는다.

처음에는 이런 식으로 걷는 방식에 익숙하지 않아 어색했지만, 시간이 어느 정도 지나자 척추를 쭉 펴고 보폭을 크게 벌려서 걷는 것이 자연스럽게 느껴졌다. 그렇지만 사람이 많이 붐비는 거리를 걸을 때나 사람들의 왕래가 심한 좁은 복도를 걸을 때면 손을 크게 움직이면서 걷는 것이 어려웠다. 다른 사람에게 불편을 줄까 봐 손을 흔들지 않고 걸으려고 하면 손의 움직임과 발의 보폭이 서로 균형이 맞지 않아 어색한 걸음걸이가 되기도 했다.

지금은 만보기를 차고 하루에 8,000보를 걷는 것을 목표로 걷고 있다. 흔히들 '하루에 10,000보 정도 걷자'라고 하지만, 나에겐 8,000보 정도가 적당한 것 같다. 왠지 10,000보는 한정된 느낌이 들고 그 숫자에서 중압감이 느껴지기 때문이다. 비가 와서 밖에서 걸을 수 없을 때는 실내를 왔다갔다 하면서 걷거나, 제자리에서 가능한 한 다리를 높게 올려서 제자리걸음을 하는 것도 좋다.

　최근에 안 사실이지만 작가 세토우치 주쿠죠(瀬戸內寂德) 씨가 실내에서 제자리걸음을 하는 것을 '수평보행(水平步行)'이라고 말했는데 이것과 아주 비슷한 건강법이다. 이렇게 단거리 걷기를 한 지 반년 정도 지나자 4.5kg 정도의 체중감량 효과를 보았다. 하복부나 허리 주변 등 하반신에 말랑말랑하게 붙어 있던 살들이 단단해졌다. 그리고 예전에는 배꼽을 축으로 하여 좌우로 흘러내렸던 하복부의 살들이 운동을 하면서 복근이 생겨 배에 착 달라붙었고, 무릎 통증도 어느새 좋아지게 되었다.

　걷기는 한꺼번에 미루어 두었다가 쉬는 날에 몰아서 하는 것은 별 효과가 없다. 매일 10분씩이라도 지속적으로 계속해서 하는 것이 몸에 갑작스런 충격을 덜 주어서 좋고, 운동 효과 또한 크다. 걷기를 쉬지 않고 계속하자 요산수치가 안정적인 상태까지 내려갔다. 때때로 다소 올라간 적은 있어도 크게 걱정할 만한 일은 일어나지 않았다. 이런 믿음 때문에 나는 지금도 단거리 걷기를 즐거운 마음으로 계속하고 있다.

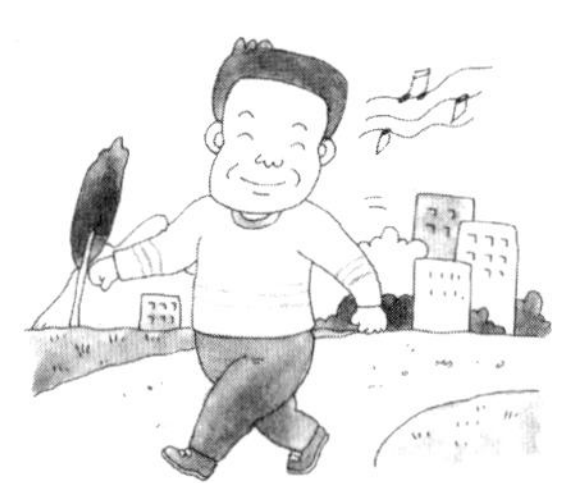

살을 효과적으로 빼주는 걷기 방법

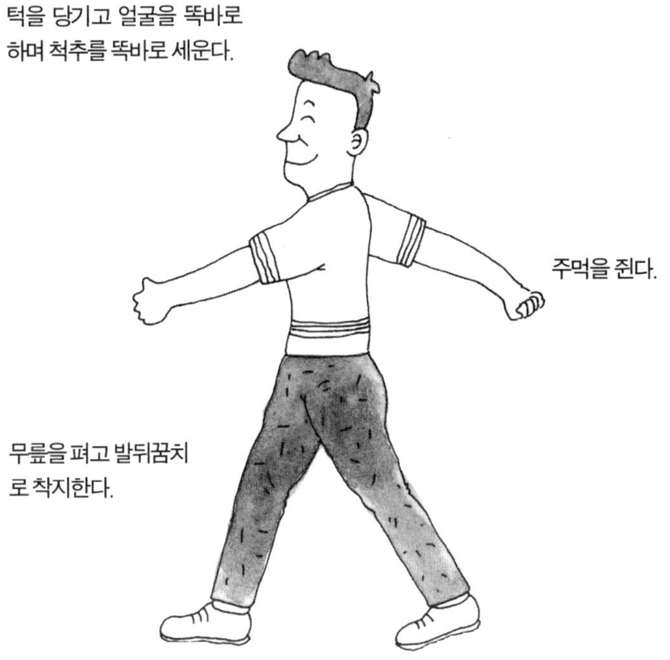

코 고는 소리는 몸의 위험신호

코 고는 소리로 건강을 진단한다

어렸을 때 한밤중에 잠이 깨어 종종걸음으로 화장실에 가던 도중에 들었던 아버지의 코 고는 소리를 나는 아직도 기억하고 있다. 아버지가 주무시던 방의 미닫이문이 작게 흔들릴 정도의 소리를 들으며, 어른이 되면 남자들은 모두 무서운 소리를 내면서 잔다는 생각을 했다. 그리고 그런 아버지 옆에서 주무시는 어머니마저도 괜히 무섭게 느껴졌다.

일부 사람들은 코를 고는 것이 호탕하고 쾌활한 남성들을 상징

하는 것으로 생각하는 경향이 있다. 그것은 아마도 건장한 남성들의 대부분이 술을 많이 마시면 코를 잘 골기 때문에 그런 식의 해석을 하는 것 같다. 하지만 이것은 의학적인 근거가 전혀 없는 것으로, 코 고는 소리는 오히려 몸에 이상이 있다는 것을 알리는 메시지다.

나 또한 코 고는 소리를 몸의 이상 유무와 연관지어서 생각해 본 적은 없었다. 그러다가 코골이 전문 카운슬러인 이케마츠 료우코(池松亮子 : 이케마츠 무시료우 코골이 연구소 소장) 씨를 만나면서 코골이에 대한 생각을 바꾸게 되었다.

코를 곤다는 것은 아버지가 코를 심하게 골아도 별다른 걱정을 하지 않았던 어머니처럼 주변 사람들이 코 고는 것을 아무 생각 없이 그냥 받아들여 줄 것인지 아닌지, 주변 사람들에게 폐를 끼치는 것인지 아닌지에 대해서 단순히 그 점만이 문제라고 생각했다.

이케마츠 씨의 아버지는 코골이 연구의 제1인자로서 전세계적으로도 유명한 고 이케마츠 무시료우(池松武之亮) 박사다. 이케마츠 씨는 코골이 박사인 아버지가 생전에 연구해 오던 많은 자료를 물려받아 코골이 연구소를 만들었다. 그는 코를 고는 것 때문에 고민하는 사람들을 상담해 주고, 집에서 할 수 있는 치료법이나 코골이 치료를 위해 애쓰고 있다.

코골이는 호흡을 할 때마다 드나드는 공기가 기도를 통과할 때 발생하는 저항음과 진동음의 하모니다. 따라서 코를 잡아 주거나 이불을 덮어 주었는데도 귀에 거슬릴 정도로 코를 크게 고는 경우나 왕복 코골이의 경우, 코를 고는 본인은 가벼운 산소결핍 상태가 되고 혈액 중의 산소 양도 줄어든다.

잠이 들자마자 코를 골면 정상적인 수면을 취하는 사람보다 피곤을 풀기 어렵고, 안색이 나빠져 고혈압의 원인이 되어 뇌신경의 피로를 진행시킨다.

따라서 코를 고는 사람은 코를 골지 않는 사람보다 호탕하고 쾌활한 것이 아니라 병약한 상태에 가깝다고 할 수 있다. 그리고 코를 고는 소리의 종류에 따라 자신이 무슨 병에 걸렸는지를 짐작할 수도 있다.

아래에 해당되는 사항이 있다면 몸의 위험신호일 가능성이 높으므로 검사를 한 번 받아 보는 것이 좋다.

❶ 큰 소리로 코를 고는 시간이 오랫동안 계속되는 코골이

❷ 인간이 내는 소리라고는 생각할 수 없을 정도로 듣기 괴로운 코골이

❸ 갑자기 코를 골기 시작하거나 코를 고는 소리가 갑자기 변하는 코골이

❹ 코를 골 때의 호흡 속도가 빠른 코골이

❺ 숨을 들이마시거나 내뱉을 때 소리가 나는 왕복 코골이

❻ 도중에 호흡이 일시적으로 멈추는 코골이

이케마츠 씨에 의하면, 술을 마시거나 힘들 때처럼 피곤할 때만 일시적으로 코를 고는 것은 크게 걱정할 필요는 없다. 하지만 위에 예를 든 형태로 매일 밤 코를 골고 있다면 '요주의'를 해야 한다. 이런 경우에는 몸에 뭔가 다른 이상이 생겼다는 적신호일 가능성이 높기 때문이다.

코를 골지 않던 나도 최근에는 한밤중에 잠을 자다보면 왼쪽 콧구멍에서 '쌕쌕' 하는 소리가 나는 것을 잠결에 들으며, 내가 지금 코를 골았다는 것을 느낀 적이 있다. 이 경우엔 갑자기 코를 골기 시작하는 코골이에 해당한다.

코골이가 알려 주는 몸의 이상은 비염이나 인후염 등 이비인후과 질환이 원인인 경우 외에, 고혈압, 당뇨병, 심장병, 신장병, 인후암이나 식도암, 노인성 치매, 신경계 질환, 그리고 위아래 어금니가 잘 맞지 않는 상태(교합부정) 등일 가능성이 높다.

따라서 ❶~❻의 경우와 같이 오랫동안 지속적으로 코를 골게 되면 건강 진단이나 정밀 검사 등을 받아서 해당되는 질병요법을 받을 필요가 있다. 그리고 코를 고는 사람 중의 30%가 수면 중에 호흡정지 상태가 되는데, 특히 코골이 위험신호 중 ❻번인 '도중에 호흡이 멈추는 코골이'는 '수면 시 무호흡 증후군'일 가능성이 높으므로 가장 위험한 경우에 해당한다.

수면 폴리그래프 검사에서 수면 중에 10초 이상의 무호흡 상태가 30회 이상 일어나면 '수면 시 무호흡 증후군' 진단을 받게 된다. 만약 자신이 또는 옆에서 자고 있는 가족이 코를 골면서 자다가 도중에 호흡이 일시적으로 멈추는 경우가 발생하면 정신과, 호흡기과, 이비인후과, 신경과 등에서 수면 검사를 꼭 받아 볼 필요가 있다.

3분 정도나 숨이 멈추는 중증일 경우에는 사망률도 높아진다. 그리고 사망에 이르지 않더라도 수면 중의 산소결핍 상태가 연속되어 고혈압이나 부정맥 증상을 일으킬 수도 있다.

광고 대리점을 경영하던 내 친구도 '수면 시 무호흡 증후군'으로 5년 전에 자다가 호흡이 갑자기 멈춰서 목숨을 잃었다. 그는 죽기 직전에 "낮에도 이상할 정도로 졸음이 쏟아진다"는 말을 주변 사람들한테 이야기했다고 한다. 당시에는 아무도 그가 코를 골았기 때문이라고는 생각하지 않았지만, 아마도 그는 코를 고는 습관을 대수롭지 않게 생각하고 방치하다가 변을 당한 것으로 보인다.

또 비교적 걱정은 되지 않지만 같은 타입으로 코를 고는 습관이 몇십 년이나 지속된 사람이라도, 최근에 아침 잠자리에서 일어나기가 어렵고, 낮에도 이상하게 졸리거나 머리가 산뜻하지 않고, 식은땀을 흘리거나 안색이 좋지 않고, 쉽게 피곤해지면서 피곤이 잘 풀리지 않으며, 한밤중에 몇 번씩이나 화장실을 다니거나, 고혈압 등의 증상이 나타나면 몸의 상태를 한번쯤 의심해 보는 것이 좋다.

코골이를 예방하는 방법

코를 고는 것이 크게 걱정할 정도는 아니더라도 그것 역시 코를 고는 것이다. 심하지는 않더라도 일단 코를 고는 것은 귀에 거슬리는 일이기 때문이다. 따라서 코를 고는 사람과 어쩔 수 없이 침실을 함께 쓰지 않으면 안 되는 사람이나 코를 고는 당사자를 위해서라도 코를 골지 않게 하는 방법을 알아두면 아주 유용하게 쓸 수가 있다.

코골이는 그 성질이나 원인에 따라서 이비인후과, 치과, 구강외과, 신경내과 등에서 각각의 진료와 치료를 받게 된다. 우선 자신의 코골이에 맞는 전문의를 찾는 것이 중요하다. 당연한 일이겠지만 치료 방법이나 수술 유무 등이 진료과에 따라서 꽤 많은 차이가 있다.

코골이 부분은 건강법으로 보기보다는 건강에 대한 경고 차원이 되겠지만, 심할 경우 수명을 단축시키는 코골이에 대한 경고에 관심을 갖는 것만으로도 뭔가 하나의 다른 건강법을 시작한 것과 같은 정도의 효과가 있다고 본다.

코골이 예방법

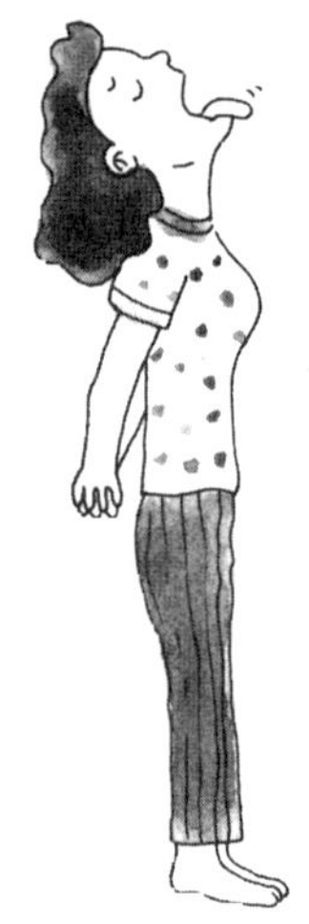

❶ 양손을 등뒤로 하여 깍지를 끼고, 등을 똑바로 펴고, 턱 끝은 천장을 향하여 끌어올린다. 그 상태에서 입을 벌리고 혀끝은 가능한 한 힘껏 아래쪽으로 끌어내린다. 그리고 나서 약간 힘을 빼서 혀끝을 위로 올린다. 이런 상태로 혀를 상하로 올렸다가 다시 내리는 것을 10회 정도 반복한다.

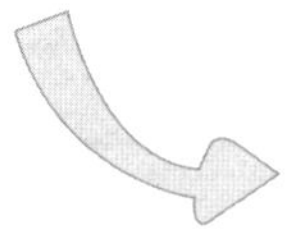

❷ 깍지 꼈던 양손을 풀어서 차렷 자세를 취하고 나서 다시 턱을 천장을 향하여 끌어올린다. 이때 치아를 가볍게 물고 "이-"라는 말로 목을 긴장시키고, 그 후 힘을 빼고 입을 닫는다. 이런 동작을 10회 정도 반복한다.

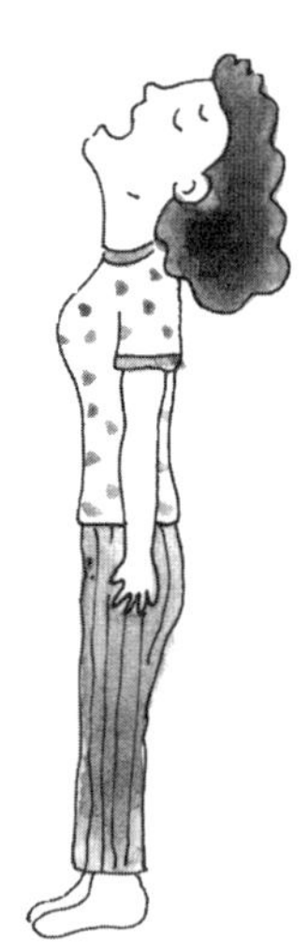

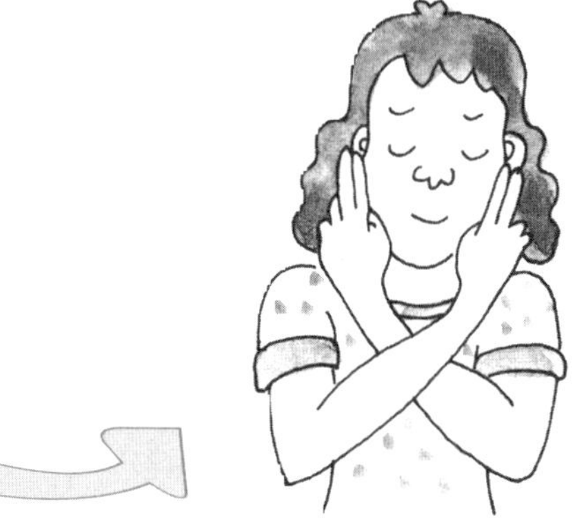

❸ 양손의 집게손가락과 가운뎃손가락으로 가위를 만든다. 오른손의
가위는 왼쪽 귀 아래에서 턱을 따라서 오른쪽으로 이동하고, 왼손
의 가위는 오른쪽 귀 아래에서 턱을 따라서 왼쪽으로 이동하는 것
을 좌우 동시에 실시한다. 이런 동작을 몇 번이나 반복한다.

코골이 자가 진단 및 예방법

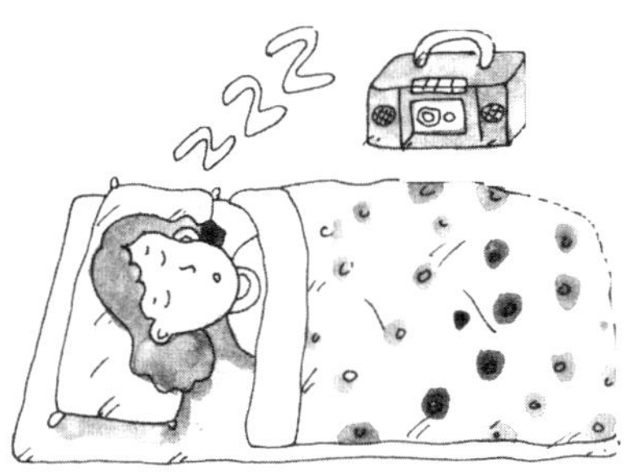

- 자신의 코 고는 소리를 테이프에 녹음했다가 들어 보고 코골이 정도를 진단해 둔다. 녹음된 테이프는 코골이 진단에도 도움이 된다.

- 똑바로 누워서 자면 혀가 내려앉아서 기도를 좁히고 압박하여 코를 골게 된다. 따라서 베개의 한쪽에 책이나 잘 포갠 타월을 두고 옆으로 누워서 자도록 한다.

　그러나 옆으로 누워서 잘 자신이 없을 경우에는 경사의 조절이 가능한 코골이 전용 베개를 사용하거나 취침 중에 똑바로 눕게 되면 허리에 맨 벨트에서 자극을 주는 코골이 방지 벨트 등을 이용한다. 기도가 압박되기 때문에 양손은 위로 뻗고 자지 않는다.

● 시판되고 있는 코골이 방지용의 마우스 테이프 등을 입에 붙이고, 코로 호흡을 하도록 유도하는 방법도 코골이 개선에 도움이 된다.

● 옆에서 함께 자는 파트너가 가벼운 자극을 준다. 자고 있는 방이 어두우면 방에 불을 켜서 광선의 자극을 주거나, 따뜻한 방이라면 창문을 열어서 차가운 공기를 들어오게 하여 온도 차이의 자극을 주거나, 텔레비전을 켜거나 귀에 대고 말로 속삭이는 등의 소리 자극을 준다.

　또 이불 위를 가볍게 때리는 등 접촉 자극을 주거나, 베개를 움직여 주는 동적인 자극을 주어 코를 고는 것을 멈추게 한다. 코를 골면 옆에 있는 사람이 코를 비트는 경우가 있는데, 이것은 오히려 입으로 호흡을 하게 만드는 행동이므로 하지 않도록 한다.

● 잠자기 전에 코 고는 것을 방지하는 가벼운 체조를 한다.

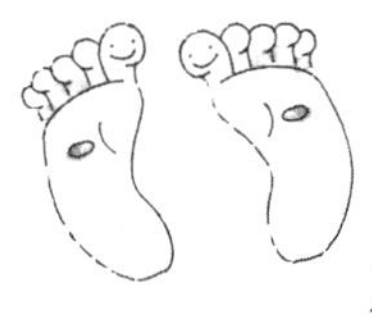

발을 보면 건강이 보인다

발바닥을 잘 관찰하자

아오야마(青山)에 가면 '피톡스'라는 구두 가게가 있다. 구두 전문가 스즈끼 유우이치로우(鈴木裕一郎) 씨가 운영하는 그 가게는 여느 구두 가게와는 틀린 곳이다. 그곳에서는 단순히 구두만 파는 것이 아니라 우리 몸을 건강하게 해주는 구두를 직접 만들어서 팔기 때문이다.

나는 몇 년 전부터 스즈끼 씨에게 일주일에 한 번씩 발바닥의 경혈을 지압받고 있다. 발바닥을 지압받기 시작하면서 요산수치와 혈압이 안정됐고, 무릎 통증이 좋아졌으며, 초조함이나 피로가 많이 해소되었다.

스즈끼 씨는 독일에서 구두의 제조 및 판매 등 구두 전반에 대한 지식과 기능을 평가하는 국가시험인 '슈 마이스터' 자격증을 습득했다. 그 뒤 중국 상해의 '중국의학' 학원에서 발을 통해 몸의 심신 상태를 진단하고 치료하는 관지법(觀趾法)을 배운 뒤 일본으로 돌아와 활동하고 있는, 일본에서는 매우 희귀한 '발 관리 전문가'다. 그는 특이한 이력의 소유자답게 중국에서 배운 관지법으로 현재 자신의 암을 치료하고 있다.

그에 따르면, 발은 그 사람의 생활양식, 기분, 성격, 건강 상태 등 놀랄 만큼 많은 정보를 담고 있다. 요즘 사람들의 발 모양은 뒤꿈치, 발바닥, 발가락에 걸쳐서 본래의 아치형 형태에서 대부분이 비틀어져 있고, 이 비틀어진 발이 요통이나 어깨결림의 원인이 된다.

그 가운데 내장이나 기관과 연결된 반사구가 있는 발바닥은 응어리(또는 부종 울혈)로 인해 생긴 몸의 부조화가 맨 처음으로 나타나기 때문에, 발바닥을 잘 관찰하면 병에 걸리기 전 단계에서 몸의 부조화를 쉽게 알아낼 수 있다.

특히 발바닥의 응어리 부분을 주무르거나 응어리를 없애면, 그 부분과 대응하는 내장이나 기관의 증상을 개선시킬 수 있다. 발바닥을 마사지 하는 것은 인간의 손이 직접 접촉할 수 없는 체내의 약한 부분을 활성화시키는 것과 같다.

내 발도 비틀어져 있는지 맨발로 계단을 오르거나 하면 뒤꿈치가 무척 아팠다. 그리고 스즈끼 씨는 만날 때마다 나의 발바닥을 보고 "간장이 약하군요, 변비도 있네요, 눈도 피곤하지요"라고 정확하게 당시의 몸 상태를 잘 맞췄다.

스즈끼 씨를 처음 만났을 때는 내가 취재차 정기 검진을 받고 요산수치가 높아졌다는 것을 안 직후였다. 그런데 그 사실에 대해서는 입도 벙긋하지 않았는데, 나의 발바닥을 보고 요산이 많이 모여 있다는 소리를 하여 놀랐다.

발뒤꿈치에 요산이 고드름처럼 매달려 있는 것도 아닌데, 그 사실을 그는 어떻게 알 수 있었을까?

요산이 많이 모여 있다는 말을 들은 그날, 나는 처음으로 발 마사지를 받았다. 그런데 어떻게 된 일인지 생각할 수도 없을 만큼 너무 아파서 체면 차릴 여유도 없이 울부짖었다. 지금도 그때를 생각하면 아찔할 지경이다.

가끔은 휴식을 취하기 위해서 이용하는 시내의 호텔에서 발 마사지를 받기도 하는데, 발을 주무르는 30여 분 동안 복도에까지 비명 소리가 들릴 정도로 고함을 질러댔다. 그때 내가 지른 비명 소리가 얼마나 컸던지 그 비명 소리를 들은 프론트 담당자가 놀라서 확인 전화를 걸었던 기억이 있다.

그 당시 나의 몸 상태가 좋지 않아서 발바닥 전체에 응어리가 생겼다고 했지만, 발바닥의 응어리는 혈액순환이 나쁘다는 증거로써 만병의 원인이 되는 체내의 노폐물 그 자체라고 생각해도 좋다는 것이다. 요산도 그 노폐물 중의 하나다. 발바닥은 어느 곳이든 주무르면 아팠지만, 요산과 관련이 있는 배설기능 생식선의 반사구인 발뒤꿈치 부분을 누르면 머리가 빠질 정도로 심한 통증을 느끼면서 주저앉았다.

발 마사지 효과는 바로바로!

하지만 발 마사지가 끝나고 나면 믿을 수 없을 만큼 눈이 시원해지고 낮잠을 잘 자고 난 것처럼 기분이 상쾌해졌다.

그 상쾌함을 잊지 못해서 가슴 속의 두려움을 애써 누르며 스즈끼 씨를 찾아가 발 마사지를 받았다. 마사지 횟수가 5번 정도까지는 통증을 참을 수 없을 정도로 너무 아파서 비명을 질렀다. 하지만 지금은 발 마사지를 받으면서 스즈끼 씨와 웃으며 이야기를 할 수 있을 정도가 되었다.

마사지를 처음 받을 때의 내 발의 상태는 혈액순환이 나쁘고 병에 걸릴 가능성이 높은 '응어리가 생긴 발' 이어서 몇 초 동안은 거의 사경을 헤맸다. 지금은 마사지를 꾸준히 받은 결과, 통증은 거의 느낄 수 없고 기분은 날아갈 듯이 가볍고 좋다.

발 마사지 요법의 좋은 점은 여러 가지지만, 특히 효과가 즉시 나타나는 것은 침술의 효능에 필적한다.

나의 경우엔 프로그램 제작 협의를 하다 보면 녹초가 되어 체력과 기력의 한계를 쉽게 느낀다. 이때 발 마사지를 받으면 언제 그랬냐는 듯이 기분이 즉시 좋아지면서 힘이 생긴다. 이런 기분은 나 혼자만의 느낌이 아니다. 내가 발 마사지를 받은 날에는 만나는 사람들마다 "기운이 넘쳐 보여서 아주 건강하게 보인다"는 말을 한다.

온몸이 녹초가 될 때마다 전신 마사지를 받으면 그 자체로도 좋지만, 마사지로 인해 기분이 좋아지면서 전신이 이완되어 나머지 일을 할 수가 없을 때도 있다. 그래서 나의 경우엔 마사지를 받고 난 뒤에 할 일이 없을 경우에는 전신 마사지를 받고, 그 뒤에 중요한 일이 있거나 약속이 있으면 발 마사지를 받는 것으로 끝낸다.

발 마사지를 정기적으로 받으면서 지쳐 있던 심신의 피로를 덜수 있을 뿐만 아니라 무릎 통증도 사라지는 효과를 보았다. 그러자 통증으로 인해 신경이 곤두서거나 자주 초조해지던 마음까지 덩달아 안정이 되었다. 발에 정기적으로 자극을 가하자 뒤꿈치의 응어리가 점차 풀어져서 위험 수준까지 올라갔던 요산수치도 내려갔다. 그리고 정확한 이유를 설명할 수는 없지만 발 마사지를 받는 사이에 무좀까지 없어졌다.

스즈끼 씨가 하는 발 마사지는 어디까지나 발에 맞는 구두를 만들기 위해 그 전 단계로 손님의 발을 조정하는 차원에서 실시하는 서비스다. 이렇게 발이 조정이 되면 그 발에 맞춰서 구두를 만든다. 발을 조정하는 방법은 발 마사지 방법 외에도 교정 샌들이나 교정 구두로 발의 아치 프로텍터(아치 보호형)에 의해서 조정할 수 있다.

시중에 나온 기성 제품의 구두 중에서 바닥이 얇거나, 뒤꿈치가 단단하거나, 발끝이 뾰족해서 발가락의 뿌리를 안쪽과 바깥쪽에서 압박하거나, 너무 작은 구두 등은 건강을 해치는 구두다.

스즈끼 씨는 자신에게 발 마사지를 받고 있는 한 야구 선수의 발바닥만 보고도 앞으로 다가올 시즌의 상황을 예측할 수 있다. 그것은 스즈끼 씨가 그 선수의 발을 평상시에도 보아 왔지만, 시즌이 시작될 무렵에 발이 붓거나 물집이 생기면 시즌 중의 상황도 좋지 않았다고 했다. 물론 우연일 수도 있지만 그 예감은 이상하리만큼 적중했다는 것이다. 그런 이유인지는 몰라도 스즈끼 씨에게 단골로 구두를 의뢰하는 재계나 정계, 스포츠계, 예능계의 사람들이 많다.

혼자서도 할 수 있는 발 마사지

자신의 주변 생활권에서 발 마사지를 전문적으로 해주는 곳을 알아두면 필요할 때 효과적으로 이용할 수 있다.

하지만 발 마사지는 전문가의 도움을 받지 않고 혼자서도 할 수 있다. 우선 순서대로 발 전체를 주무르고 나서 자신의 증상에 해당되는 지점을 찾아 그곳을 집중적으로 마사지하는 것이 기본이다.

그런데 마사지를 하다 보면 발바닥 전체의 혈액순환이 잘 되지 않거나, 증상을 호전시켜 주는 반사구를 주물러도 노폐물은 배출되지 않고 그저 분산시키는 것만으로 끝나버리는 경우도 있다. 이처럼 특별한 증상이 나타나지 않을 때는 발바닥 전체만 주무르고 말게 된다.

발 마사지가 끝나면 아무 것도 넣지 않고 끓인 생수를 마셔서 소변과 함께 노폐물을 빨리 밖으로 내보내야 효과를 제대로 볼 수 있다.

우리가 인생이라는 긴 마라톤 레이스를 응어리가 생긴 발로 달려서 완주하기를 바란다면 많은 시련과 아픔을 겪을 수밖에 없다. 인생을 행복하게, 성공적으로 살고 싶다면 '발바닥'을 제압하라고 나는 감히 말한다.

"발바닥을 제압하는 사람만이 인생을 제압할 수 있다."

발 마사지 요법

각 증상별 발 마사지

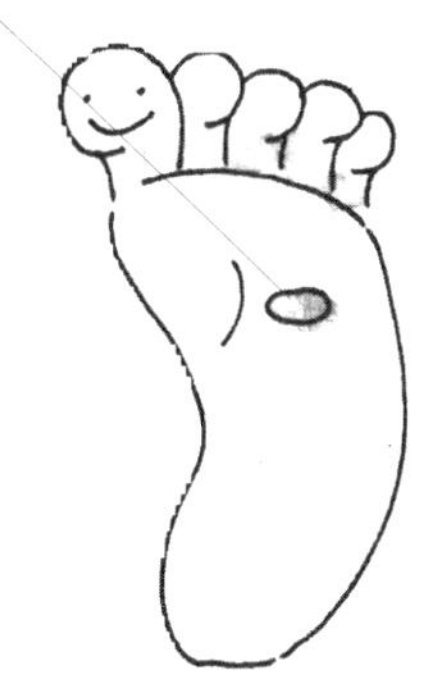

● **심장의 상태가 이상하다고 느껴질 때**

좌우 발바닥을 중심으로 약간 앞부분에 '심장' 과 '부신' 의 반사구가 있는데, 이곳에 손끝을 대고 누르면서 주무른다.

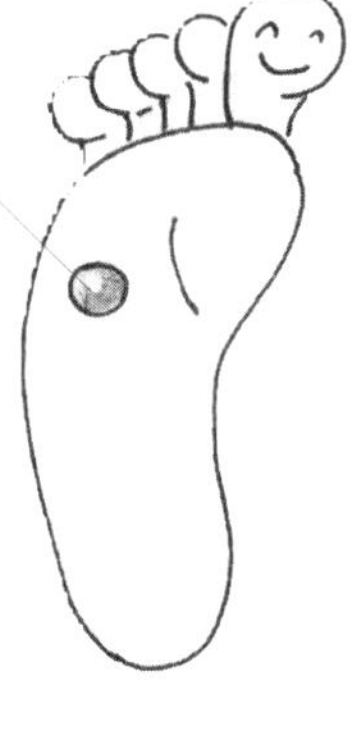

● **술을 너무 많이 마시는 등 간장 기능이 약해졌을 때**

오른쪽 발바닥의 중앙에 있는 '간장' 의 반사구를 손끝에 힘을 가하여 꾹 누르면서 주무른다.

● 신장이 약해서 고혈압이나 부종이 나타날 때

좌우 발바닥의 중앙에 있는 '신장'의 반사구를 손끝으로 누르면서 주무르고, 거기에서 연결되어 있는 '윤뇨관'과 '방광'의 반사구를 함께 정성껏 누르면서 주무른다.

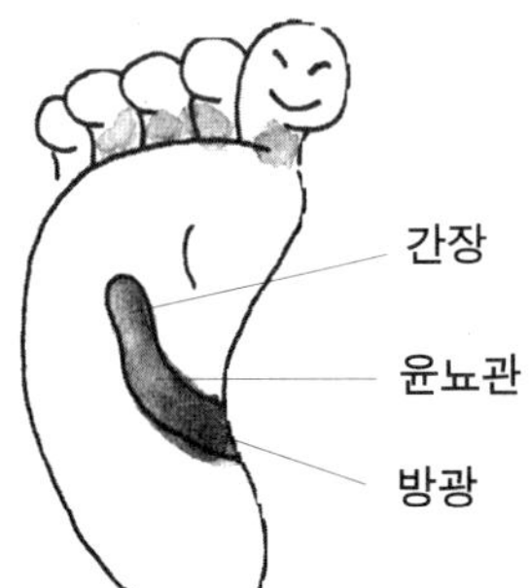

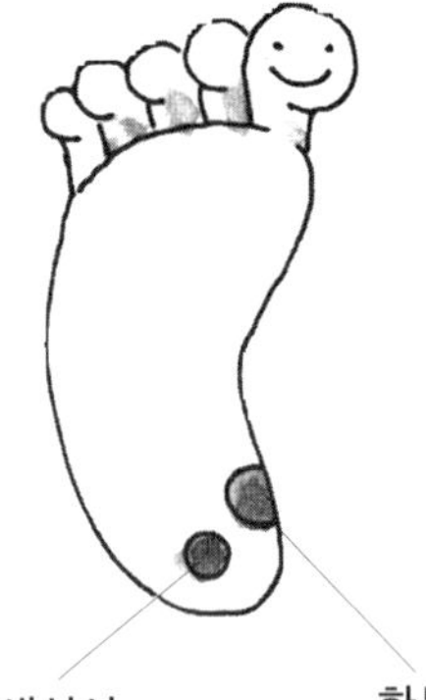

● 치질 통증의 예방과 치료

좌우 발바닥을 중심으로 아랫부분에 있는 '항문'의 반사구를 엄지손가락의 볼록한 부분으로 세게 누른다. 발뒤꿈치의 한가운데에 있는 '생식선'의 반사구를 손끝으로 누른다.

● 안정피로가 심할 때

좌우 둘째와 셋째 발가락이 '눈'의 반사구이므로 셋째발가락을 손으로 주무른다. 그리고 발바닥 쪽을 비틀면서 주무르고 발가락 옆면도 주무른다. 셋째 발가락을 마사지하고 난 후, 둘째발가락도 마찬가지로 주무른다.

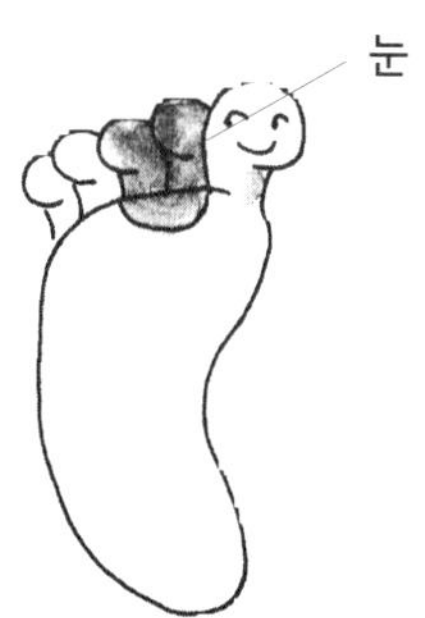

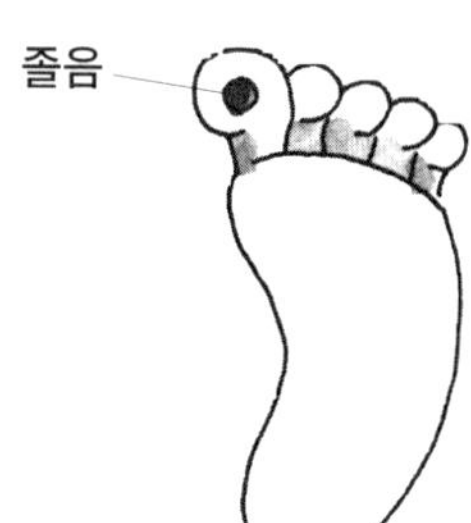

● 졸음을 쫓고 싶을 때

목에서 윗쪽의 모든 기관의 반사구가 있는 좌우 엄지발가락 전체를 손가락으로 상하, 좌우로 잡고 발가락을 비틀면서 주무른다.

● 너무 많이 먹어서 체한 것 같을 때

좌우 발바닥의 중앙에 있는 '생명선'의 반사구를 손끝으로 누르면서 주무른다. 그 다음에는 '소화기'의 반사구 전체를 엄지손가락의 볼록한 부분으로 누른다.

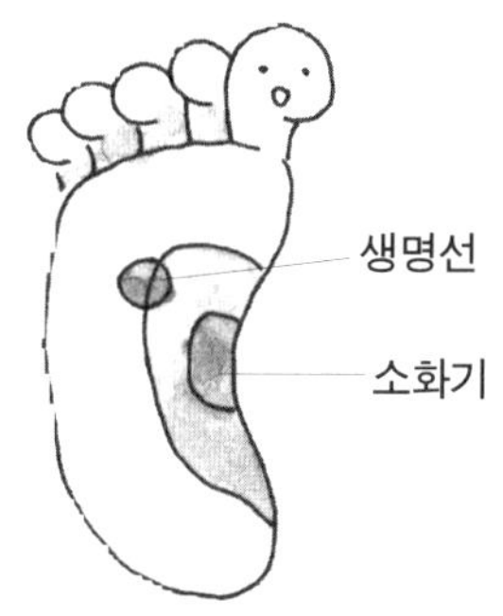

발 마사지 요법
발바닥 전체 마사지

❶ 발끝을 손으로 잡고 하나씩 비
틀면서 주무른다.

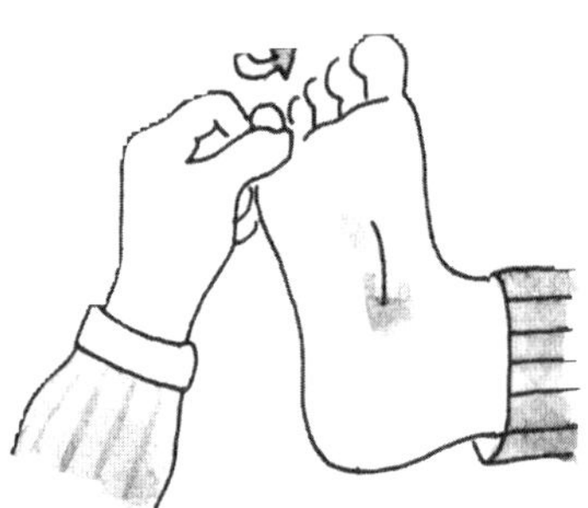

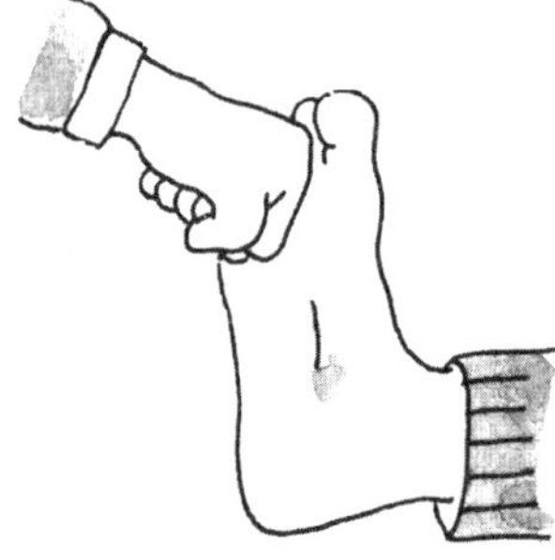

❷ 손으로 주먹을 만들고 발가락
의 끝 부분을 주먹으로 5번 정
도씩 가볍게 친다.

❸ 엄지손가락의 볼록한 부분을 사
   용하여 양쪽 발의 발바닥 전체를
   정성껏 눌러 준다.

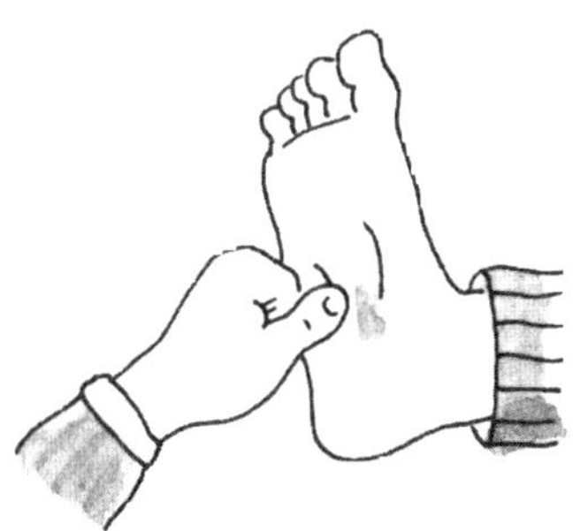

❹ ❸과 같이 하여 발뒤꿈치 전
   체를 눌러 준다.

❺ 한쪽 발의 마사지가 끝나면
   다른 한쪽 발을 마사지한다.

❻ 발 마사지용 롤러가 있을 경
   우에는 그것을 이용하여 발
   끝, 발바닥, 발뒤꿈치에 롤러
   를 대고 발바닥 전체를 발 마
   사지한다.

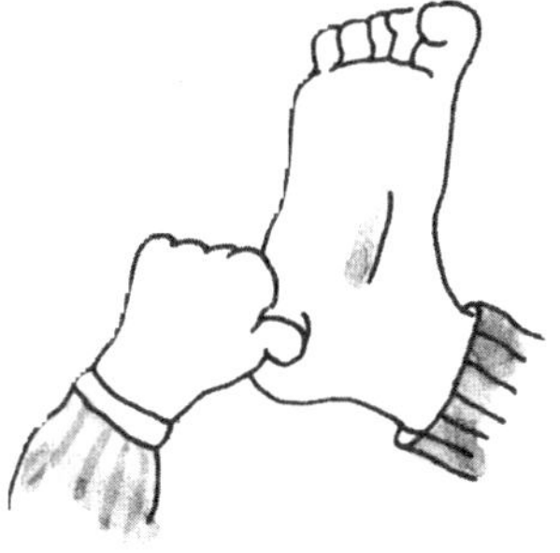

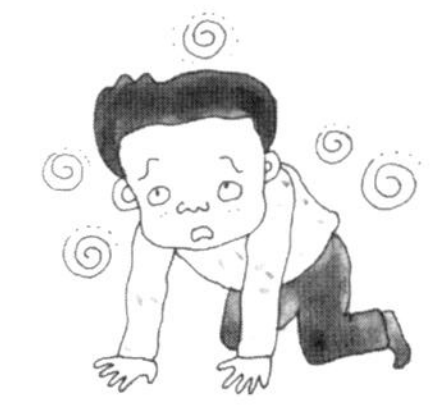

몸과 마음을
치료하는 건강법

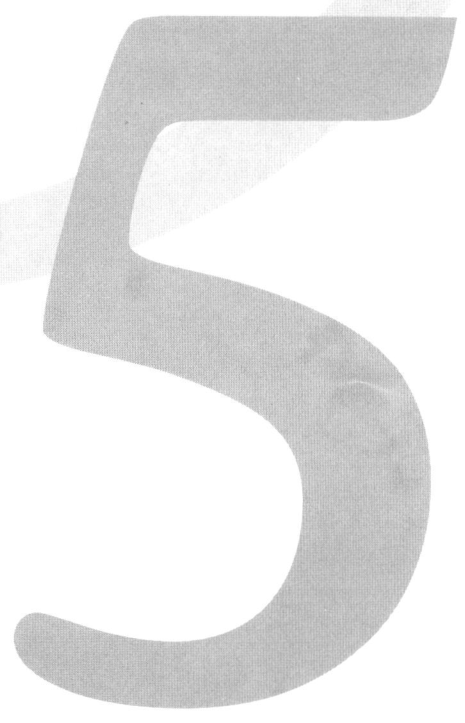

자율신경 실조증을 예방하는
냉기 제거 건강법

몸의 냉기는 만병의 근원

고도로 분화된 사회일수록 스트레스는 우리가 숨쉬는 공기처럼 도처에 깔려 있고, 그런 사회 속에서 사는 사람들은 마치 운명처럼 '자율신경 실조증' 이라는 병명을 접하게 된다.

그렇다면 자율신경 실조증이라는 병명이 언제부터 일반인들에게 알려지게 된 것일까?

적어도 내가 어렸을 때는 들어본 적이 없다. 자율신경 실조증에서 나타날 수 있는 원인 불명의 불쾌한 증상을 앓았던 사람이 내 주변에 없었던 것만은 확실하다.

이 병은 육체적인 불쾌 증상뿐만 아니라 마음이 초조해지거나 우울해지는 등 신경 증상도 강하게 나타난다. 하지만 검사 시 어떤 이상을 발견할 수 없기 때문에 얼마 전까지만 해도 '나태한 병'이나 '마음의 병' 정도로 치부했다. 다행히도 나 자신은 아직 자율신경 실조증을 경험한 적이 없지만, 주변 사람들 중에 얼굴이 누렇게 뜬 사람들이 있는 것만 보아도 대략 5, 6명 정도는 이 증상으로 고통받고 있지 않을까 추측한다.

자율신경 실조증의 진단을 받은 사람들은 피로감이나 권태감, 그리고 불면이나 두통 등이 이어져서 검사를 받았지만 별다른 이상이 나타나지 않는다. 현기증이나 구역질이 심해져 우울증 상태로까지 발전한 한 여성 편집자는 정신과에서 자율신경 실조증이라는 진단을 받고 "이 증상에는 이렇다 할 치료법이 없기 때문에 자율신경 실조증이라는 진단이 나왔다고 해도 아무런 의미가 없다"며 말했다.

그녀의 말대로 진통제나 현기증 치료제 등 개별적인 증상에 따른 약이나 정신적인 안정을 위한 정신안정제라는 대체요법은 있어도, 자율신경 실조증이라는 증상 자체를 근본적으로 치료해 주는 치료법은 아직 없기 때문이다.

어느 날 나는 잡지의 기획안 때문에 몸의 냉기를 치료하면 여러 가지 현대병 치료에 도움이 된다고 주장하는 내과 의사 다카기 요시코 (高木嘉子 : 요시코 클리닉 원장) 씨와 대담을 하게 되었다.

그에 의하면, 최근엔 여성뿐만 아니라 남성과 아이들조차도 몸에 냉기가 많다. 그런데 자율신경 실조증의 증가가 몸에 모여 있는 냉기와 큰 관련이 있다는 것이다.

실제로 이 대담을 하기 몇 년 전부터 나도 하반신에 어느 정도 찬 기운을 느끼고 있었다. 겨울에는 집 안에서도 두툼한 내복을 입고, 외출할 때는 그 위에다가 타이츠까지 신었다.

대담을 하던 그날도 나는 두꺼운 내복을 입고 있었다. 그때 비로소 나는 몸의 냉기는 만병의 근원으로, 몸이 차가워지면 그 사람의 허약한 부분에 증상이 나타난다는 것을 알았다. 예를 들면, 신장이 약한 사람은 몸이 차가워지거나 붓고, 위장이 약한 사람은 몸이 차가워지거나 배가 아프든지 설사를 하게 된다.

그 말을 듣고 곰곰이 생각해 보니 전에는 배에서 이상한 소리가 자주 난 적이 있었는데, 내복이나 타이츠를 입고 나서는 그런 증상이 사라지게 된 것 같았다. 배에서 이상한 소리가 자주 났던 것은 위장이 나빠졌다는 증상을 나타낸 것인지도 모른다. 내복이나 타이츠를 입어서 찬 기운이 없어졌기 때문에 배에서 나던 이상한 소리도 나지 않았던 것이다.

몸이 차가워지는 것과 몸의 허약한 곳에 증상이 나타나는 것은 어떤 연관 관계가 있을까? 다카기 씨는 그 이유를 다음과 같은 말로 설명해 주었다.

하반신이 차가워지면 열을 발산시키지 못하기 때문에 자신의 생각과는 무관하게 전신의 내장이나 혈관을 지배하고 있는 교감신경과 부교감신경에서 이뤄지는 자율신경이 움직인다. 그런데 계속해서 찬 상태로 있으면 계속 움직이던 자율신경이 피곤해져서 정상적으로 없어지지 않는다. 그러면 교감신경과 부교감신경이 종래의 작용을 하지 못해 체온 조절을 할 수 없게 되거나, 내장의 작용을 조절할 수 없게 되어 대뇌에도 영향을 미치게 된다.

그 결과가 여러 가지 육체적인 증상이나 정신적인 증상으로 직접 나타나게 된다. 그와 같은 증상이 없어지지 않고 계속해서 이어지면 생활에 지장을 초래하게 되고, 결국은 자율신경 실조증이라는 진단을 받게 되는 것이다.

이 밖에도 심한 스트레스를 받으면 혈액의 흐름이 나빠져서 몸이 차갑게 되어 자율신경 실조증의 증상을 일으키는 경우도 생각할 수 있다.

동양 의학에서는 자율신경 실조증을 기혈수(氣血水) ─ 기(氣)는 생명에너지를 중심으로, 혈(血)은 혈액, 수(水)는 땀이나 타액, 그리고 소변이 몸을 둘러싸고 있는 것 ─의 균형이 깨어져서 생기는 현상으로 설명한다. 물론 몸이 차가워지지 않는 사람이라도 자율신경 실조증이 나타날 수 있지만, 요시코 클리닉을 찾아온 자율신경 실조증 환자 중의 90% 이상이 몸이 찬 것으로 조사됐다. 따라서 몸의 냉기를 치료하면 당연히 자율신경 실조증의 증상을 고칠 수 있으며, 평상시에도 몸이 차가워지지 않도록 주의하면 예방할 수 있다.

옛날에는 없었던 자율신경 실조증 환자가 증가하고 있는 것은 현대사회의 부산물일 수도 있겠지만, 냉방기기의 보급이나 찬 음식을 너무 많이 섭취하는 등 잘못된 생활이나 식습관이 초래한 결과이기도 하다.

여러분은 혹시 자신의 몸이 차가워지는 증상에 대해서 너무 무관심하지는 않은가? 그렇다면 지금부터라도 한번 진지하게 생각해 볼 필요가 있다.

냉증도 자가 진단표

1) 추워서 전기담요 등 온열 자극을 좋아한다		9점
2) 쉽게 피곤해진다		1점
3) 자주 초조해지거나 화를 많이 낸다		1점
4) 상기되기 쉽고, 냉증이 상기된다		3점
5) 두통, 어깨결림 중 어느 쪽의 증상이 있다		1점
6) 감기에 잘 걸린다		3점
7) 소변을 자주 보고 색이 흐리다. 또 양이 비교적 많다		3점
8) 소화가 되지 않는 설사, 항문에 작열감이 없는 설사		2점
9) 변비. 토끼 똥 모양이나 변 냄새가 적은 변		2점
10) 저체온의 경향이 있다(36도 2분 이하)		5점
11) 얼굴이 창백하다		2점
12) 손발이 차다. 또는 아프거나 나른하다		2점
13) 레이노 현상(피부의 냉감, 치아노제)		5점
14) 관절부, 복부 등의 냉감		5점
15) 손이나 발이 화끈거린다		7점
16) 생리불순, 생리통, 월경관란증		8점
17) 요통, 허리가 차다		5점
18) 잠들기가 힘들다		2점
19) 밤에 여러 번 화장실을 왔다갔다 한다		1점

20) 찬 공기를 쐬면 바로 콧물이 나오거나 나기 쉽다　　　　3점

21) 냉방이 싫다　　　　5점

22) 따뜻한 것을 좋아하고 잘 먹는다　　　　2점

23) 발바닥이 까칠까칠하고 피부가 갈라지기 쉽다　　　　2점

24) 아침 일찍 일어나는 것이 괴롭고, 주부는 아침식사를
　　준비하는 것이 괴롭다　　　　2점

25) 어린데도 기운이 없고, 밖으로 나가서 놀고 싶어하지도
　　않고, 뛰어 다니지도 않는다　　　　7점

26) 몸이 차가워지면 소변이 잘 나오지 않고, 색이 흐리며,
　　소변 누는 횟수가 많다　　　　2점

27) 잘 붓는다　　　　3점

28) 배에서 소리가 나거나 아픈 듯한 느낌이 든다　　　　3점

29) 등이 한기로 오싹오싹하다. 허리나 목 주변이 차다　　　　4점

점 수	결 과
15~19점	차가워지기 시작
20~29점	몸의 냉기에 걸리기 시작
30점 이상	완벽한 냉기 현상

한방약과 냉기 제거 건강법

내가 지금까지 자율신경 실조증에 걸리지 않은 것은 미국 유학 시절 중에 체험하여 몸에 익숙해진 적극적인 사고방식 때문이라고 생각했지만 그것만은 아닌 것 같다.

직업상 목소리를 지키기 위해서 냉방기기를 조심하며, 아버지의 영향으로 여름에도 차가운 음료를 마시지 않는다. 그리고 내복이나 타이츠를 입고 다니는 등 세심하게 냉기 제거 대책을 세운 덕분인지는 잘 모르겠지만, 나도 모르는 사이에 자율신경 실조증을 예방하고 있었던 것이다.

요시코 클리닉에서는 자율신경 실조증의 치료를 위해 15~30분 정도 먼저 질문을 한다. 그 후 기혈수(氣血水)의 균형을 조정하여 증상을 호전시키는 한방약과 냉기를 치료하는 한방약을 사용하여 치료한다.

몸의 냉기를 치료하는 한방약은 여러 가지이며, 그 사람의 체질과 증상에 따라서 처방 또한 다르다. 그러므로 한방약을 처방받을 때는 반드시 전문가의 진단과 상담을 거친 후에 약을 처방받아야 한다.

먹는 약 뿐만 아니라 일상 생활 속의 습관도 아주 중요하다. 차가운 음식이나 음료, 그리고 지나친 냉방 등은 피하는 것이 좋다. 이것은 어른에만 해당되는 것은 아니다. 지나치게 찬 음식이나 음료를 많이 마시는 어린이는 저체온화되기 쉽다. 어른들과 같이 어

린이도 몸이 차가우면 나른해지고, 기력이 없어지며, 마음이 초조
해진다.

　나는 한 학급에 몸이 찬 어린이가 서너 명씩이나 있으면 학급
붕괴도 일어날 수 있을 만큼 어른 못지 않게 어린이의 저체온 현
상이 큰 문제가 된다는 말을 듣고 깜짝 놀랐다. 이 이야기를 듣고
난 뒤부터 귀를 의심할 정도의 무서운 소년 범죄 뉴스를 들으면,
그 아이들은 모두 '차가운 몸'일 것이라는 생각이 제일 먼저 머리
속에 떠오른다.

냉기 제거 건강법

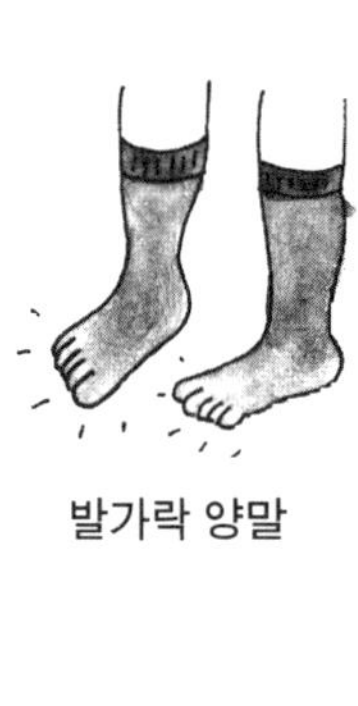

발가락 양말

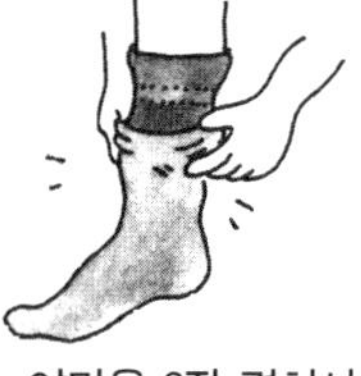

양말을 2장 겹쳐서
신는다.

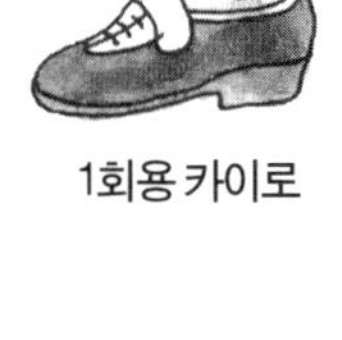

1회용 카이로

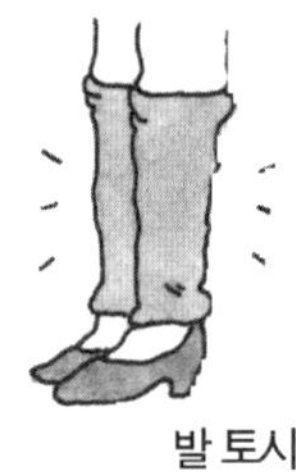

발 토시

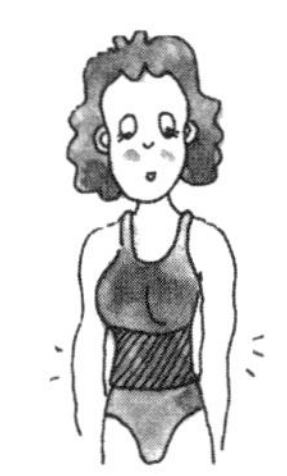

얇은 천으로 배를
감싸기

● **입는 것** : 위아래 옷을 겹쳐 입는 숫자를 동일하게 하든지, 가능하면 아래쪽의 숫자를 늘려서 입는 것이 좋다. 이것은 아래에 겹쳐 입는 쪽이 온몸의 온도를 올리는 역할을 하여 발끝에서부터 몸의 냉기를 막아 주기 때문이다.

몸의 냉기를 막기 위해서는 속옷으로 내복이나 타이츠를 이용하는 것이 좋지만, 일하는 데 불편하거나 곤란하다면 차라리 양말을 2장 정도 겹쳐서 싣는 것이 좋다. 시중에서 팔고 있는 일명 '발가락

양말'은 다섯 발가락을 하나씩 집어 넣어서 신으므로 보온 효과가 높다.

또 냉방된 곳에서 근무를 할 경우에는 발 토시를 하거나, 비교적 얇은 천으로 여러 번 배를 감싸서 온몸 구석구석에 냉기가 침범하지 못하도록 한다.

● **목욕법** : 목욕으로 몸을 따뜻하게 하려면 뜨거운 물에 짧은 시간 동안 몸을 담그는 것보다 미지근한 물에 시간적인 여유를 갖고 천천히 몸을 담그는 쪽이 훨씬 효과가 크다. 그 중에서도 찬기를 없애는 데 가장 효과가 좋은 목욕법은 반신욕이다. 반신욕은 명치 아랫부분만을 미지근한 물 속에 20분 정도 담그는 방법이다.

● **냉방 대책** : 실내와 실외의 온도차를 5도 이상 차이 나지 않도록 한다. 냉방이 된 실내에 들어가면 위아래에 옷을 한 벌씩 더 입는 것이 좋다. 냉방이 잘 된 실내에서 더위가 찌는 듯한 실외로 나올 경우에는 나오자마자 바로 웃옷을 벗지 말고 몇 분 동안 그대로 땀을 흘리고 나서 웃옷을 벗으면 온도차로 인한 몸의 균형이 깨지는 것을 막을 수 있다.

● **먹는 것** : 지나치게 차가운 음식은 피하도록 하고, 음식의 종류에 상관없이 무조건 냉장고에 넣어서 보관하는 습관을 고친다. 우유나 과일도 냉장고에서 꺼낸 뒤 바로 먹는 것보다는 찬기가 어느 정도 가신 후에 먹는 것이 좋다. 그리고 음식이나 음료수도 가능한 한 상온을 유지시키고 난 후에 먹도록 한다.

특히 과일이나 채소 등은 제철에 먹는 것이 좋다. 예를 들어, 여름에는 오이나 토마토, 가지가 제철인데, 이것을 겨울에 먹으면 몸을 차갑게 하는 성질이 있으므로 주의해야 한다.

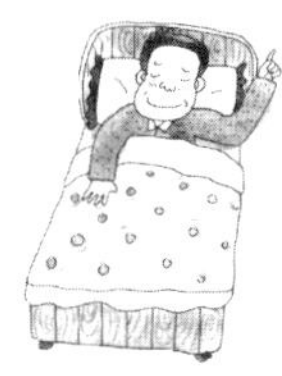

중병에 걸렸을 때의
마음가짐 방법

마음과 병의 관계

건강과 병에 관한 이야기는 사적인 이야기로 무난하게 할 수 있는 주제다. 이때의 무난함이란 이야기를 하는 사람들이 현재 중병에 걸린 환자가 아니라 그리 심각하지 않은 증세를 앓고 있거나, 또는 이미 병을 극복한 사람들이 무슨 후일담처럼 이야기할 수 있는 상태를 말한다.

만약 자신이 현재 암 환자라면 편안한 마음으로 건강에 관한 이야기를 하기가 쉽지 않다. '어딘가 나쁜 것 같다' 는 막연한 생각을 하다가 '여기가 결정적으로 나쁘다'라는 사실을 안 순간부터는 다른 사람들에게 아무렇지 않은 듯 말할 수 있는 사람들은 거의 없기 때문이다.

나부터도 갑자기 큰병에 걸린다면 쉽게 그 사실에 대해 말을 할 수 없을 뿐만 아니라 하고 싶지도 않을 것 같다. 그땐 아마도 자신의 병과 관계된 것들을 말해 주고 상담해 줄 수 있는 전문가나 병원을 찾을 것이다.

그런데 최근에 이런 역할을 해주는 '의료 상담 전문 클리닉'이 최초로 생겼다. 호스피스 의사인 모리츠 준코(森津純子) 씨가 운영하는 '해바라기 클리닉'으로, 이곳에서는 의료 상담과 카운슬링을 전문적으로 하고 있다.

모리츠 씨는 호스피스의 외래 병동에 근무하면서, 환자들에게 자신이 걸린 병을 인식하고 극복해 가야 한다는 사실을 알려 주는 것이 생각보다 간단하지 않다는 것을 깨달았다. 그리고 환자가 스스로를 싫어하거나, 또 다른 문제에 휘말려 괴로워하는 모습도 오랫동안 지켜보았다.

나의 장인도 암에 걸려서 작년에 타계했다. 암에 걸렸다는 사실을 스스로 받아들인 장인, 장인을 문병온 사람들에게 무슨 병에 걸렸는지 알려 주지 않고 혼자서만 알고 있던 아내, 그런 아내에게 들볶이던 장인, 그리고 두 사람 사이에서 아무것도 할 수 없었던 나. 그때 대처 방법을 알았더라면 환자나 주변 가족들이 간병을 하는 데 한결 쉬웠을 것이다.

　모리츠 씨에 의하면, 각자 처한 입장에 따라 미묘한 차이는 있겠지만 환자나 가족 모두 힘들고 괴롭기는 마찬가지이므로, 이 점을 인식하고 받아들이면 보다 더 편안한 요양 생활을 할 수 있다. 그는 호스피스 의사로 활동하면서 환자에게 진정 필요한 것은 검사나 투약이라는 치료행위 보다 환자의 이야기를 세심하게 들어 주면서 치료를 해주는 것이라고 느껴 해바라기 클리닉을 개업했다.

　해바라기 클리닉에서는 특정한 병에 걸린 환자에게 생활방식, 병원 담당자나 치료 선택 방법, 마음가짐 등을 상담해 준다. 환자에게 환자가 지녀야 할 마음가짐 방법을 상세하게 상담해 주면서 놀랄 정도로 환자의 증상이 좋아지거나 기적적으로 완치한 경우도 많이 보았다고 한다. 이런 결과를 두고 볼 때, 병의 치료와 마음의 자세는 불가분의 관계로 보인다.

　이와 비슷한 이론으로 이단 지로우(伊丹二郎 : 시다 의원) 씨는 웃음은 암세포를 죽이는 ‘내추럴 킬러세포’의 작용을 활발하게 하여 면역력을 높인다고 주장했다.

　그러나 슬프거나 불안한 마음이 들면 반대로 내추럴 킬러세포의 활성을 저하시켜서 면역력을 약하게 한다. 이런 주장을 근거로 실제 의료 현장에서 ‘웃음’을 치료 방법으로 도입하고 있는 곳도 있다.

마음가짐이 조기 회복의 열쇠

지금까지는 환자들이 병에 걸렸을 때 병을 받아들이고 이해하는 마음에 대해서는 소홀하게 생각해 왔다. 하지만 병에 걸렸을 때 가지는 환자의 마음가짐에 대한 관심은 앞으로는 그 중요성이 점차 커질 것이다.

모리츠 씨는 환자들이 지녀야 할 마음의 자세에 대해서 다섯 가지를 들고 있다.

첫 번째, 병원약을 먹고 있는 경우, "이 약을 먹으면 꼭 내 병이 나을 것이다"라고 절대적으로 믿고 먹는 사람과 "먹어봤자 별 수 없을 거야"라고 반신반의하면서 먹는 사람은 각각 다른 효과를 본다는 것이다. 어차피 매일 계속해서 먹어야 하는 약이라면 믿고 먹는 사람 쪽이 더 큰 효과를 볼 수 있다.

두 번째, 병에 걸린 자신의 몸을 싫어하거나 미워하지 말고 병마와 싸우고 있는 자신의 몸을 긍정적으로 생각하는 것이 중요하다. 자신이 걸린 병을 정확하게 알고 이겨 내겠다는 의지가 분명한 사람은 치료하기도 쉽다.

세 번째, 일반적으로 가장 적절한 치료 방법이라고 해도 환자 본인이 마음 속으로 싫어하면서 치료를 받으면 오히려 그것이 환자에게 스트레스를 받게 하여 병을 더 악화시킨다.

네 번째, 자신의 증상이나 고민을 전적으로 받아 주는 사람을 주변에 둔 환자는 건강이 빠른 속도로 회복된다.

다섯 번째, 병에 걸리기 전과 걸린 뒤 마음의 교체가 가능하고, 병이 자신에게 무엇을 가르쳐 주는지를 생각하는 사람 쪽이 지속적인 회복을 기대할 수 있다.

다음 이야기는 모리츠 씨에게 들은 이야기로, 환자 자신의 마음가짐이 얼마나 중요한지를 설명해 주는 한 사례다.

50대의 암 환자인 그 여성은 투병 도중에 새롭게 어깨 부위에 생긴 아주 큰 종양을 발견하게 됐다. 그녀는 암에 걸린 자기 자신을 도저히 받아들일 수 없어서 절망의 시간을 보내고 있었는데, 또 다시 새로운 암이 발견되자 매일 스스로를 탓하는 것만으로 하루를 다 보내고 있었다.

그런 그녀를 보며 병원 측은 환자가 암에 걸린 자신의 처지를 받아들이고 그 암과 투병할 수 있는 마음을 갖는 것이 먼저 필요하다고 판단했다. 담당 의사를 비롯한 병원의 의료진들은 진료를 계속하면서 그녀의 어깨에 새로 생긴 큰 종양에게 '몽글몽글 몽글이'라는 별명을 지어 주었다. 그런 뒤 주변 사람들이 그녀의 종양을 몽글이라는 이름으로 부르자, 끔찍한 암 덩어리로만 생각되던 자신의 몸과 종양이 점차 사랑스러워지기 시작했다. 신기하게도 그녀는 자신도 의식하지 못하는 사이에 종양인 몽글이에게 말을 걸게 되었으며, 차츰 종양을 사랑스러운 마음으로 만질 수 있게 되었다. 그러는 동안 종양이 점점 작아져 맨 처음에 10cm였던 것이 3cm로 작아졌다.

위의 사례에 대해 모리츠 씨는 "이런 상황을 우리들은 기적이라고 말하고 있지만, 정확하게 말하면 마음의 변화가 가져다준 결과"라고 말했다.

영국에서 조기 유방암 환자를 대상으로 암의 수용법과 생존율을 비교 조사한 결과, '암에게 절망해 버린 사람'이 생존율이 가장 낮았던 반면, 생존율이 가장 높았던 경우는 '암과 싸워서 이기려고 한 적극적인 사람'인 것으로 조사됐다. 그러므로 환자든 아니든 간에 지금부터는 '마음은 몸이고 몸은 마음'이라는 것을 항상 기억하자.

현재 모리츠 씨는 병에 걸린 몸과 마음을 치료하기 위해 즐거운 마음으로 입원할 수 있는 '꿈의 종합 병원'을 숲속에 짓고 싶은 꿈을 가지고 있다. 환자는 완벽한 보살핌 아래 시중드는 사람에 의해서 편하게 먹을 수 있고, 힘든 치료나 검사는 전혀 하지 않는다. 그리고 매일 텔레비전을 보거나, 책을 읽거나, 또는 골프나 수영을 하면서 자기가 좋아하는 일만 하며 즐겁게 지낼 수 있다. 그러다 병 문안을 오는 사람이 있으면 창백한 얼굴을 하고 환자처럼 누워 있으면 된다.

치료는 현재 자신의 나쁜 건강 상태, 즉 진흙탕 속에서 빠져나가는 방법을 의사와 환자가 함께 생각하거나, 세상의 차가운 시선이나 태도를 스스로 극복할 수 있는 기술을 훈련받는다. 그 뒤 몸과 마음 모두가 건강해져서 씩씩해지면 환자들이 퇴원을 하는 그런 병원을 짓고 싶다는 것이다.

만약에 실제로 이런 병원이 존재한다면 꼭 중병에 걸리지 않더

라도 지친 심신을 잠시나마 쉬게 해주기 위해 한 번쯤 입원을 해

보고 싶다.

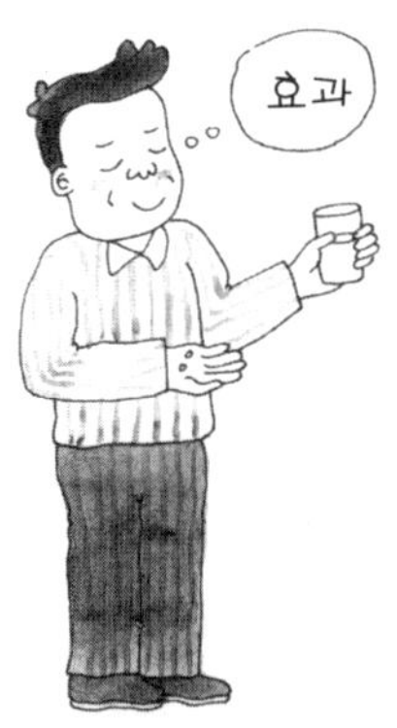

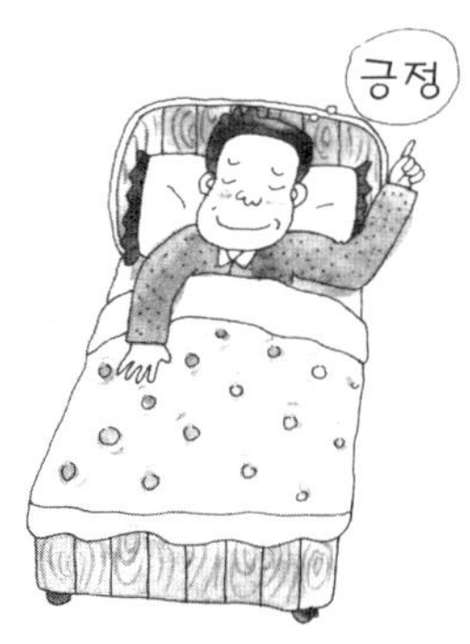

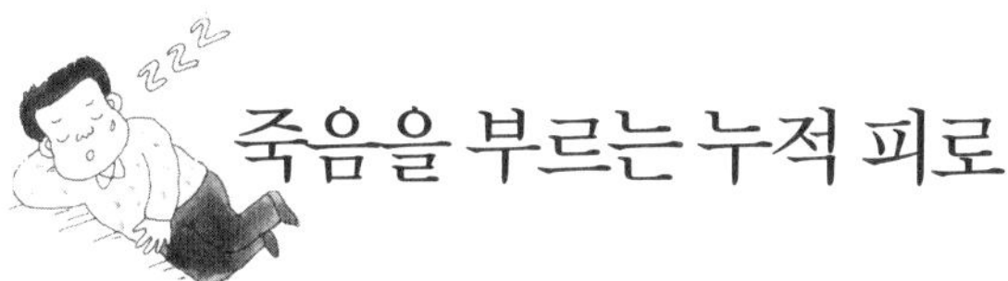

죽음을 부르는 누적 피로

피로를 우습게 보지 말자

부자든 가난하든 나이가 많든 적든, 현대사회는 누구나 살아가기 힘든 시대다. 그런 만큼 과로사나 우울병 같은 병이 낯설지는 않다.

얼마 전에 '누적 피로' 라는 병을 알게 되었다. 누적 피로란 그 병명만 듣고도 알 수 있듯이 피로가 누적되어 일어나는 병이다. 그러므로 활동이 왕성할 때 '과로사' 나 '가면우울병' 을 일으키는 요인이 되고, 자율신경 실조증이나 심장 신경증 등 스트레스가 원인이 되어 발생하는 병에도 연관이 있다.

과로사는 과로에 의해서 급격하게 몸이 쇠약해지거나 죽음에 이르는 것을 말한다. 그리고 우울병의 일종인 가면우울병은 두통, 귀울림, 가슴통증, 소리 과민, 저림 등의 여러 가지 신체 증상이 나타나지만, 우울병 등은 본래의 정신 증상은 겉으로 좀처럼 나타나지 않는다. 이것이 악화되면 생각이 먼저 진행되지 않고 사고 제지 상태에 빠지게 되면서, 차츰 신문이나 책을 읽고 내용을 이해하는 것이 곤란해지고 심하면 자살에 이른다.

이런 무서운 결과의 전 단계인 '누적 피로' 증상이 있는 사람들의 대부분은 피로의 누적 단계에서 나타나는 두통, 어깨결림, 귀울림, 가슴통증, 눈의 통증, 손발 저림 등이 심해져도 병이라는 생각을 하지 않고 그냥 지나친다.

나도 하루하루가 피로의 연속인 생활을 하고 있다. 정신력으로 무리하게 버티고 있지만 때때로 한계에 부딪친다. 최후의 상황이 닥치지 않도록 나름대로 조절을 하고 있지만, 프리랜서로 독립한 지 10년이 지난 요즈음은 자꾸만 앞일을 걱정하는 버릇이 생겼다.

피로가 쌓이면 신체에 증상이 생기는데 이를 풀지 않고 계속 놔두다가 증상이 깊어져 참을 수 없을 지경에 이르게 되면, 어쩔 수 없이 신경과나 심료내과를 찾아오는 환자들이 많다고 한다.

누적 피로라는 병명을 처음으로 붙인 심료내과 의사 호리 시로우(堀史郎 : 에비스 심료내과 원장)씨는 《누적 피로, 심료내과 의사로부터의 경고》라는 책을 써서 피로가 피부의 일부처럼 되어 있는 한창 일할 나이의 사람들에게 적지 않은 충격을 주었다. '피곤하다'는 말을 일종의 꾀병이나 핑계로 생각하고 대수롭지 않게 생각하는 경향이 많은데 피로의 심각함과 중요성을 일깨워 주었다.

호리 씨에 의하면, 신경증이나 심신증과 누적 피로는 명확하게 다르다. 신경증이나 심신증은 '마음이 피로한 상태'인 데 반해, 누적 피로는 어디까지나 '몸이 피로한 상태'다. 다만 신경증이나 심신증에 나타나는 가슴이 답답하거나 귀울림 등의 증상이 누적 피로 환자들에게도 일어나기 때문에 쉽게 혼동되고 있다.

또 누적 피로는 '만성피로 증후군'과도 발생 원인이 다르다. 만성피로 증후군은 바이러스가 원인일 것이라는 추측을 하고 있지만, 정확한 원인도 모르고 아직 치료법도 없다.

하지만 누적 피로는 원인이 '피로'로 밝혀졌고, 치료법도 이미 나와 있는 상태다. 대부분은 1~3개월 동안에 치료되는 경우가 많다.

누적 피로는 몸이 스스로 자기 파산하는 것과 같은 이치다. 따라서 피로는 방치해 두면 언젠가 없어지는 것이 아니라 피로 때문에 생활 자체가 망가질 수 있으므로 항상 주의해야 한다.

누적 피로도를 진단하는 법

누적 피로는 초기, 중기(전반·후반), 말기로 진행된다. 누적 피로의 정도를 체크하여 병을 이해하는 작업을 '사이코 에듀케이션'이라고 하는데, 이것 또한 치료의 일환이다.

요즈음은 나도 착각이 심하고 몸이 자주 나른해진다. 그리고 목에서 어깨까지의 결림이나 심장 압박감 등의 증상이 생기는 것으로 보아 누적 피로의 중기 전반쯤에 해당되는 것 같다.

만약 누적 피로도를 체크해 보고 자신의 증상이 중기 후반이나 말기에 해당되면 심료내과나 신경과에서 상담을 받고, 증상에 맞는 정신안정제나 항우울제, 한방약, 근육이완약, 목욕제 등의 약을 처방받아 치료해야 한다.

하지만 초기와 중기 전반까지는 자가 치료만으로도 충분히 회복될 수 있다. 그런 만큼 자신의 몸 상태를 제대로 파악하고 극복할 의지만 있다면 얼마든지 치료할 수 있다. 이제는 '좀 피곤하다고 죽기까지 할까'가 아니라 '피로로 죽고 싶지 않다'는 생각을 해야 한다.

누적 피로도 자가 진단법

● **누적 피로의 초기**

❶ 초조해지거나, 화가 나거나, 다른 사람의 불평을 듣지 않는다.

❷ 지금까지 하지 않던 단순한 실수나 착각이 눈에 띈다.

❸ 혼자말을 할 때가 많다.

❹ 왠지 모르게 몸이 항상 나른하다.

● **누적 피로의 중기 전반**

❶ 결단력이 둔해지고 순간적인 판단을 내릴 수 없다.

❷ 다음과 같은 신체 증상 중에서 하나 또는 2개의 증상이 있다.

· 두통, 목에서 어깨까지의 결림, 귀울림

· 심장의 압박감, 호흡이 곤란하고, 두근거리거나 현기증이 일어난다.

· 눈이 침침하다. 눈 속이 아프거나, 코가 막히거나,
  가래가 많다.

· 소리나 냄새에 민감해진다.

· 손발 · 눈 · 입가가 저리거나 붓는다.

· 미열이나 두통이 있다. 손발의 근육이나
  눈 · 입가의 근육에 경련이 일어난다.

● 누적 피로의 중기 후반

❶ 중기 전반에 거론된 증상 중에 3개 이상의 증상이 있다.

❷ 성격이 우울하고, 잘 웃지 않으며, 표정이 어둡다.

❸ 아무리 잠을 자도 졸리고, 낮잠을 자는 시간이 늘어나고, 주말에는 집에서 잠만 자고 싶다는 기분이 강하다.

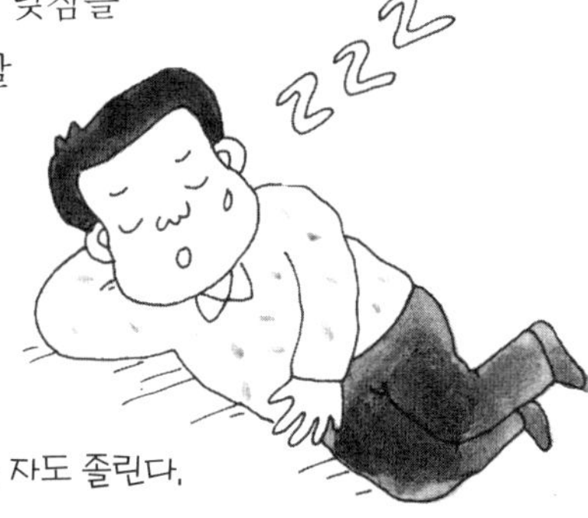

아무리 잠을 자도 졸린다.

● 누적 피로의 말기

❶ 중기 전반에 거론된 증상 중에서 6개 이상의 증상이 있다.

❷ 절망적인 기분이 든다.

❸ 눈 밑이 거무스름하다.

❹ 똑바로 걸을 수 없다.

❺ 한밤중에 여러 번 잠에서 깨고 식은땀을 흘리거나 악몽을 꾼다.

❻ 슬프지 않은데도 갑자기 눈물이 나면서 멈추지 않는다.

❼ 지하철을 탈 수 없게 되고, 사람들 속으로 나갈 수 없게 된다.

누적 피로 자가 치료법

❶ 잔업을 줄이거나 다른 사람의 일을 떠맡지 않는 등 업무량을 조금이라도 줄이려는 노력을 한다.

❷ 시간이 있으면 30분 정도 낮잠을 잔다. 알코올은 수면 시간을 단축시키는 작용이 있기 때문에 수면제 대용으로 술을 마시지 않는다. 낮에는 가능하면 햇빛을 쐬고 밤에는 어두운 곳에서 잠을 잔다. 밤에는 커피나 녹차 등 뇌에 자극을 주는 음료는 마시지 않는다. 이처럼 매일밤 편안하게 잠을 잘 수 있는 방법을 취한다.

❸ 목이 마를 때 수분을 보충하는 것은 매우 중요하지만, 한 번에 많이 마시면 위액이 묽어져 설사를 할 수 있다. 그러므로 물은 '조금씩 여러 번 나눠서' 마시는 것이 좋다.

❹ 목욕은 약간 미지근한 물에 천천히 하는 것이 좋다. 몸을 충분히 따뜻하게 만들어 목이나 어깨, 등이나 허리의 근육 통증을 완화시키도록 한다.

❺ 입 속이 깔깔해지는 증상이 나타날 때는 비타민 B_2가 함유된 간, 우유, 계란 노른자 등을 먹는다.

　혈압이 반복적으로 자주 높아지면 카페인이 없는 허브 차를 하루에 여러 번 마신다. 또 작은 물건 소리에도 심장이 멈출 정도로 놀라는 청각과민증이 나타나는 사람은 외출할 때 카세트를 휴대하여 마음을 안정시키는 음악을 듣는 것도 한 방법이다.

❻ '지금은 회사가 전부가 아니다', '회사를 위해서가 아니라 나 자신을 위해서 일한다' 는 등 정신적으로 긍정적인 자세를 가지는 것도 매우 중요하다.

인간의 몸과 마음을 치료하는
애니멀 세라피 요법

말 없이도 서로를 느낀다

'세라피' 나 '치유' 라는 말이 요즈음은 여러 분야에서 사용되고 있다. 지친 현대인들의 마음을 색, 향기, 자연, 음악, 동물 등으로 위로하고 정서를 안정시켜 육체적인 건강까지 치료하고 있다.

'애니멀 세라피' 는 동물과의 접촉을 통해 육체적 · 정신적인 건강을 치유하는 것을 말한다. 언젠가 한창 불황일 무렵, 도심의 동물원으로 소풍간 유치원 아이들 사이에 섞여서 고릴라를 구경하던 샐러리맨들이 찍힌 사진이 신문 지상에 실려 화제가 됐던 적이 있었다.

인간은 하루 종일 편하게 뒹굴며 놀고 있는 고릴라의 처지를 부러워하고, 우스운 몸짓에 불안감을 잊고, 철학자와 같은 고릴라의 얼굴을 보며 위안을 받는다. 불황의 물결을 타고 고뇌하는 샐러리맨들이 동물원에서 고릴라를 구경하는 것도 넓은 의미에서 보면 일종의 애니멀 세라피라고 할 수 있다.

기분이 우울할 때 동물을 보면 힘겹게 말을 하지 않고도 대화가 가능하기 때문에 사람의 마음이 저절로 편안해진다. 나는 집에서 개, 고양이, 열대어 등을 기르고 있다. 그 중에서 특히 우리 집 개인 사쿠라와는 말을 하지 않고도 서로를 느낄 수 있다. 사쿠라를 만지거나 사쿠라의 모습을 보고 있는 것만으로도 하루 종일 업무에 찌들려 바짝 긴장해 있던 마음이 일순간에 느슨해지는 느낌을 받는다. 어제 그랬던 것처럼 오늘도 그리고 내일도 아무 조건 없이 무조건적으로 내 말을 들어주고 나를 받아 주는 것은 우리 집의 예쁜 애견인 사쿠라뿐이다.

내겐 햄스터를 무척 사랑하는 친구 한 명이 있다. 그는 사원을 여러 명 거느린 제법 큰 사업체의 사장이지만, 그가 가장 편안한 기분을 느낄 때는 햄스터와 함께 보내는 시간이라고 말했다. 업무를 마친 그가 한밤중에 집에 돌아오면 자기 울타리에서 나와 가장 먼저 그를 반겨 준다. 그러면 그 친구는 손바닥에 햄스터를 올려 놓거나 여기저기 뛰어다니는 모습을 보면서 마음이 편안해지는 것을 느낀다. 나는 그 친구가 한밤중에 혼자서 햄스터와 놀고 있는 모습을 상상하며 웃었던 적이 있다. 다른 한편으로는 그가 안고 있는 짐들이 무겁게 느껴져 슬픈 생각이 들기도 한다.

일본에서 병원 치료에 처음으로 애니멀 세라피를 도입한 정신과 의사인 요코야마 아키미츠(橫山章光 : 다이와 시립병원 정신과) 씨에 의하면, 애니멀 세라피는 일시적인 치료로 끝나지 않고, 그 후에도 지속적인 치료 효과를 볼 수 있다.

애니멀 세라피로 혈압을 낮춘다

오랜 세월을 부부로 함께 살던 한쪽 배우자가 죽으면 다른 한 사람은 우울병에 걸릴 확률이 높다. 이 경우에도 애완 동물이 도움이 된다.

애완 동물은 만지거나 바라보는 것만으로도 마음이 편안해져 혈압이나 맥박이 안정된다. 심근경색을 앓던 환자를 대상으로 1년 동안 애니멀 세라피 요법으로 치료한 후에 조사해 보았더니, 애완 동물을 키웠던 사람 쪽이 훨씬 더 생존율이 높았다는 보고도 있다.

내 사무실에 소속되어 있는 DJ 케지는 우리 집에 오면 열대어 수족관을 잠시 바라보고 나서 돌아가는 버릇이 있다. 그와 같이 열대어 수족관을 바라보는 것만으로도 혈압이 내려간다는 사실이 증명된 셈이다.

이와 관련, 요코야마 씨는 교우사이다치가와 병원(共濟立川病院) 정신과에서 개와 놀거나 고양이를 끌어앉는 등 동물 치료를 한 환자들은 불안감이 줄어들고, 기억이 다시 되살아나고, 배회 등 치매증 특유의 행동이 감소했다.

내가 매일 밤 우리 집 개인 사쿠라를 만져 주는 것은, 사쿠라를 사랑하는 마음도 물론 있지만, 사쿠라를 통해서 애니멀 세라피로 치유받는 것뿐만 아니라, 자꾸만 높아지는 혈압을 억제하고 우울병도 미리 방지하자는 생각도 깔려 있다.

애완 동물을 키우면 사회성이 향상된다

사람은 동물을 키우는 것만으로도 일정한 생활 리듬을 가질 수 있다.

매일 하는 산책이 운동 부족을 해소해 주고, 정해진 시간에 먹이를 주는 일이 자신의 식사 리듬과 연관되어 자연스럽게 본인의 식습관도 규칙적으로 바뀐다. 따라서 독신자가 개를 키우면 규칙적인 식사와 생활을 할 수 있고, 당뇨병이 있는 중년은 운동 부족을 해소할 수 있는 등 건강 관리를 확실하게 할 수 있다는 장점이 있다.

뿐만 아니라 사회성이 필요한 사람이 개나 고양이 등 움직이는 동물과 허물없이 지내다 보면 자신도 모르는 사이에 개의 발을 올리거나 손으로 잡아 주거나 하기 때문에 다른 사람과도 잘 지낼 수 있고 더불어 사회성도 높아지게 된다. 병들어서 누워만 있는 사람의 병실에 동물요법으로 고양이를 데리고 가서 안겨 주거나 쓰다듬어 주게 하면 환자가 자신도 모르게 애완 동물을 만지려고 병상에서 일어난 예도 있다고 한다.

또다른 예로, 집 근처를 산책한다고 하자. 만약 붙임성이 없는 사람이라면 다른 사람이 먼저 말을 걸어야 겨우 대답하는 정도일 것이다. 이때 개를 데리고 산책을 한다고 생각해 보자.

스쳐 지나가는 사람들 중에서 그 개를 보고 미소를 지으며, "참 귀엽게 생겼네"라든지 "이 개는 수컷인가요?" 등의 말을 걸어오는 사람도 있을 것이다. 상대도 개를 데리고 산책하는 중이라면, "이 개는 수컷이에요. 당신 개도 수컷인가요?", "그 개는 말을 잘 듣나요?", "예, 아주 예쁜 짓만 해요"라는 말을 자연스럽게 개를 매개체로 하여 주고받을 수 있다.

평상시에는 일에 쫓겨서 대화할 시간이 없는 사람이라도 일단 개가 개입되면 아무런 이해 관계가 없는 사람과의 대화도 간단하게 할 수 있다.

요코야마 씨는 이런 경우와 같이 개를 데리고 다니는 사람을 보면 다른 사람이 전혀 그 사람에 대해서 모르더라도 남의 눈에는 '여유가 있는 사람'으로 비치게 된다는 것이다.

애니멀 세라피를 치료의 한 방법으로 도입하고 있는 병원에서도 자원봉사자들이 개를 데리고 와서 동물요법으로 치료를 하는

날에는 병문안 오는 사람이 많은 것을 보면 충분히 납득할 수 있
는 논리다. 이처럼 사회성의 향상과 함께 정신적인 편안함도 주므
로 애니멀 세라피와 관련이 깊은 것으로 볼 수 있다.

애니멀 세라피를 생활 속에 도입하여 심신을 단련시키고자 한
다면 애완 동물을 일종의 동물로 보기보다는 자신의 건강에 도움
을 주는 협력자로 생각하는 것이 필요하다.

개는 충실하므로 손실감이나 고독감을 보충하여 기력을 높이
는 데 도움이 되고, 고양이를 보고 자기도 모르게 말을 걸고 싶은
사람은 감수성이 풍부하여 우울병에 잘 걸리지 않는다.

반면 애완 동물을 키우기가 싫은 사람은 동물원에 자주 가서
보는 것도 좋다. 이때 구경을 하더라도 다람쥐나 원숭이처럼 동작
이 빠른 동물보다는 고릴라나 기린, 코끼리, 하마, 팬더 등 움직임
이 느린 동물 쪽이 치유 효과가 더 높다.

하지만 한 번도 본 적이 없는 진귀한 동물은 오히려 치유 효과
가 낮다는 것도 기억해 두자.

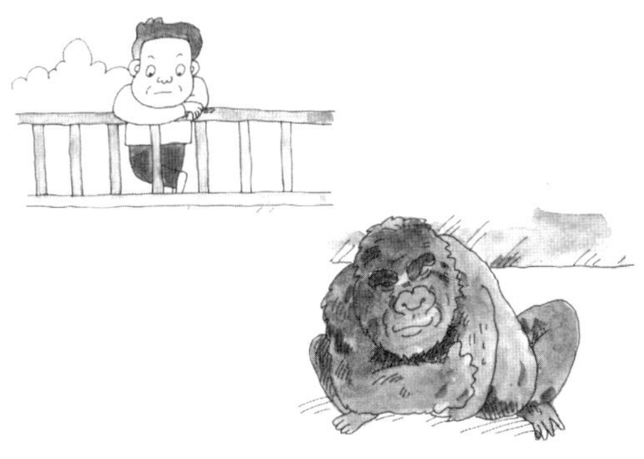

세상에서 가장 쉽게 하는
맨손 건강법

초판 1쇄 인쇄 2001년 9월 10일
초판 2쇄 발행 2001년 12월 15일

지은이 이쿠시마 히로시
옮긴이 유수경
펴낸이 양동현

펴낸곳 아카데미북
출판등록 제 43-193호
주소 서울 성북구 동소문동 4가 152-1 청기와1차 303호
대표전화 02)927-2345 **팩시밀리** 02)927-3199
이메일 academybook@hanmail.net

ISBN 89-87567-75-3 13570

잘못 만들어진 책은 바꾸어 드립니다.